DES

AMPUTATIONS

A

LAMBEAUX CUTANÉS

PAR

LE Dr LUCIEN MEURER

Interne des hôpitaux de Lyon
Préparateur du Laboratoire d'anatomie pathologique
Médaille d'or de première classe – Choléra 1884

LYON

TYPOGRAPHIE ET LITHOGRAPHIE J. GALLET

2, rue de la Poulaillerie, 2.

—

1887

DES
AMPUTATIONS
A
LAMBEAUX CUTANÉS

DES

AMPUTATIONS

A

LAMBEAUX CUTANÉS

PAR

LE Dr LUCIEN MEURER

Interne des hôpitaux de Lyon
Préparateur du Laboratoire d'anatomie pathologique
Médaille d'or de première classe – Choléra 1884

LYON

TYPOGRAPHIE ET LITHOGRAPHIE J. GALLET

2, rue de la Poulaillerie, 2.

1887

DES

AMPUTATIONS

À

LAMBEAUX CUTANÉS

INTRODUCTION

Des amputations avant la méthode antiseptique

Résultats de ces amputations. — Aperçu historique des lambeaux cutanés.

C'est à la clinique du professeur Léon Tripier que nous avons vu pratiquer des amputations à lambeaux cutanés. Ce maître nous a donné l'idée de faire l'histoire de ces amputations.

Que M. le professeur Tripier veuille bien accepter l'expression de notre vive gratitude ; pendant le temps de nos études, pendant que nous avions l'honneur d'être son interne, nous avons trouvé auprès de lui une bienveillance dont nous sommes heureux de le remercier.

*
* *

Asthley Cooper s'écriant : « L'amputation est la banqueroute de l'art » avait parfaitement compris que la chirurgie devait être conservatrice à outrance, et que des opérations aussi graves que des amputations ne devaient être pratiquées que lorsque toutes les ressources, qui sont entre les mains des chirurgiens, n'auraient donné aucun résultat.

A l'époque où Cooper écrivait, les ressources du chirurgien n'étaient point très grandes et la banqueroute était bientôt là. Pressé par les accidents ordinaires et si graves qui accompagnaient les plaies, l'homme de l'art, pour faire vivre son malade, devait le mutiler. Retardait-on une amputation dans l'espoir de conserver un membre ? bientôt on voyait naître les complications habituelles des plaies, presque toujours mortelles, le tétanos, la gangrène, l'infection purulenté etc., et l'on regrettait de n'avoir point opéré un malade qu'une amputation aurait peut-être sauvé.

Si, dans les tentatives de conservation, les complications des plaies à la suite d'un traumatisme étaient à redouter, les complications des plaies faites de la main du chirurgien ne l'étaient pas moins : on voyait survenir, à la suite de ces opérations, une série d'accidents : l'hémorrhagie, l'infection purulente, l'érysipèle, la lymphite, la phlébite, la diphtérie, la pourriture d'hôpital, le tétanos, l'inflammation du moignon, sa conicité, la nécrose de l'os, l'ostéomyélite et la névralgie du moignon. Un opéré n'échappait jamais à tous ces accidents ; sa guérison, quand elle pouvait se produire, était toujours entravée au moins par une de ces complications.

On comprend aisément que les chirurgiens aient eu de la difficulté à se prononcer, soit pour la conservation, soit pour l'amputation, puisque les dangers étaient aussi nombreux et aussi grands dans un cas que dans l'autre.

Longtemps on discuta, au sein de l'académie de chirurgie, sur le moment où il convenait d'amputer. Tour à tour, suivant les statistiques et les arguments apportés par les auteurs, l'académie accueillait avec faveur les amputations immédiates ou les amputations retardées. A cette époque, où la conservation était si périlleuse, les indications et le moment des amputations étaient difficiles à établir d'une façon précise ; de plus, le chirurgien se voyait obligé de prendre une décision hâtive et de faire suivre sa sentence d'une exécution rapide.

En effet, si l'on cherchait à conserver un membre et si l'on se trompait, le moment favorable à l'amputation passait, et l'on se trouvait dans cette situation difficile d'amputer au moment de l'apparition des accidents graves, ou de chercher à continuer la conservation en exposant le malade à tous les dangers qu'apportaient avec elles les complications que j'ai énumérées plus haut.

C'est surtout dans les cas de plaies à armes à feu, dans les cas de grands traumatismes au voisinage des articulations que nous voyons le chirurgien se résoudre assez rapidement à l'amputation, alors qu'aujourd'hui les méthodes antiseptiques nous permettent de conserver.

Les chirurgiens prudents se prononcèrent en faveur de l'amputation immédiate. Velpeau cite un travail de Dubor, dans lequel cet auteur affirme que, lors de la guerre d'Amérique, en 1780, les chirurgiens français perdaient à peu près tous leurs malades en différant l'amputation, tandis que les américains qui amputaient sur-le-champ, les sauvaient presque tous.

A. Guérin (1) s'exprime, à ce sujet, de la façon suivante : « Si je suis partisan des opérations immédiates il ne faut pas croire que je veuille qu'on les pratique toutes les fois que le blessé est exposé à mourir si on ne l'ampute pas de suite ; je pense, au contraire, que malgré les dangers qui résultent de l'ajournement, il faut s'abstenir d'amputer immédiatement dans tous les cas où l'on peut espérer guérir son amputation. »

Il est évident que les chirurgiens étaient très partagés, et cela se comprend : Ils se décidaient difficilement à prendre un parti, puisque conservation et intervention exposaient presque avec autant de chance le malade à la mort.

Quand l'amputation était décidée, il se posait une seconde question bien grave : Quelle méthode employer pour mettre l'amputé à l'abri des accidents ordinaires du moignon ?

La méthode circulaire facile à appliquer chez un malade amaigri, devenait une opération difficile chez

(1) A. Guérin. Dre Jaccoud. — Art. *Amputations*.

un individu qu'un accident vient de surprendre en pleine santé.

Les amputations à lambeaux eurent un grand nombre de partisans ; la pratique de cette méthode fut suivie de résultats meilleurs que ceux de la méthode circulaire, et les chirurgiens qui taillaient des lambeaux se crurent autorisés à ne plus lier les vaisseaux (1) et à prétendre que les lambeaux mettaient les malades à l'abri du tétanos, de la gangrène, etc.

Le procédé opératoire choisi, il y avait encore un problème difficile à résoudre : le chirurgien avait à choisir entre deux principaux modes de pansement : la réunion médiate et la réunion immédiate.

Sédillot rejette la réunion per symphysin et dit que « la réunion médiate telle que la conseillait Celse « donne des guérisons assez rapides, et peut soutenir « sans désavantages la comparaison avec la réunion « immédiate. Nous croyons même qu'elle est préfé- « rable. » (2)

Quels étaient les résultats ?

Au point de vue de la mortalité ; j'emprunte à l'excellent article de M. G. Poinsot (3) les résultats qui suivent :

1° La mortalité de l'ensemble des amputations est sous les méthodes anciennes de 32, 4 pour cent ;

(1) Koch, chirurgien de Munich, se contentait de renverser les artères sur elles-mêmes et de les comprimer légèrement sans employer les ligatures.

(2) C. Sédillot. *Traité méd. opérat.* T. I, p. 332 — 3e édit. 1865.

(3) C. Poinsot.—Méthode antiseptique de Lister. — *Encyclopédie internationale de chirurgie*, t. II.

2° La mortalité des amputations traumatiques est de 39,1 pour cent, et celle des amputations pathologiques de 26,2 pour cent ;

3° La mortalité des amputations des cuisses est de 60,5 pour cent — et celle des amputations de jambe de 33,1 pour cent :

4° La mortalité par pyohémie entre pour 35,1 pour cent dans la mortalité totale et comprend 10,8 pour cent de l'ensemble des faits

Au point de vue de la forme du moignon et de son aptitude ultérieure au travail :

Nous devons signaler, sous les anciennes méthodes, la fréquence de la conicité, l'adhérence de la cicatrice aux os, la formation fréquente, à une époque où la réunion immédiate est très difficile, d'une large surface cicatricielle exposée à l'ulcération ; la présence de névrômes douloureux qui rendent tout travail impossible.

Les résultats étaient, on le voit, peu encourageants. Heureusement, le tableau sombre que je viens de tracer des résultats des amputations s'est aujourd'hui bien éclairci. Et d'abord, les amputations sont pratiquées en bien moins grand nombre, grâce aux facilités de conservation que nous avons. Si le malade guérit, il guérit vite, sans être exposé aux complications si fréquentes autrefois, et le moignon, au lieu d'être, comme cela se voyait souvent il y a quelques années, une source de douleurs, sera transformé en un instrument de travail.

Les procédés d'amputation n'étaient point parfaits, nous l'avons vu. Sédillot et Baudens pensèrent que les lambeaux de Vermale et de Ravaton comprenaient une trop grande quantité de muscles « On conserve, dit « Sédillot, une épaisseur de muscles beaucoup trop con- « sidérable, surtout chez les individus athlétiques : et, « si je n'adopte pas les idées de Brünnighausen sur « l'inutilité des muscles, je ne conseille pas non plus « d'en laisser une énorme masse, qui ne ferait que re- « tarder la guérison. »

Le professeur Soupart, de Gand, chercha, à la même époque, à vulgariser ces mêmes idées.

Des idées de Sédillot à celles des chirurgiens qui préconisent les lambeaux purement cutanés il n'y a qu'un pas : l'amputation de Baudens et de Sédillot n'est pas loin des amputations de Bruns, de Carden, de Beck et du procédé que nous allons décrire.

La pratique des amputations s'est bien modifiée depuis que la méthode Listérienne a donné à l'opérateur la sécurité dont il manquait autrefois : les indications, les procédés opératoires, les résultats des amputations sont meilleurs.

Si, avant de passer à l'étude des indications des amputations sous la méthode antiseptique, nous jetons un regard en arrière sur les différentes méthodes d'amputations pratiquées à l'époque où l'antisepsie était inconnue, nous voyons que depuis longtemps les chirurgiens se sont occupés de la question des muscles dans les lambeaux.

Bartholomœus Maggius (1), en 1552, est le premier

(1) Bartholomœus Maggius *de vulnerum sclopetorum et bombardarum curatione tractatus*. Bononiœ 1552.

qui proposa pour recouvrir le moignon, la formation d'un lambeau cutané.

En 1701, Fr. Ruysch (1) a préconisé l'amputation de l'extrémité inférieure de l'avant-bras et la désarticulation du poignet « *hactenus inusitatam amputandi methodum !* » méthode cutanée nouvelle.

J.-L. Petit, en 1732 (2) « le premier qui ait coupé les chairs en deux temps, » recommanda de couper d'abord la peau et la graisse, de rétracter ces téguments et de diviser les muscles le plus haut possible.

En 1786, Kirkland (3) pratiquait deux petits lambeaux cutanés de forme rectangulaire.

Brünninghausen (4), de Würzbourg (1818), supposant que la présence des muscles était plutôt fâcheuse qu'utile pour la réunion, proposa de diviser les muscles perpendiculairement à l'axe du membre et de ne recouvrir la plaie que par des lambeaux cutanés.

En 1844 vint Soupart, de Gand, qui préconisa sa méthode elliptique.

B. Beck (5) recommanda l'amputation circulaire des muscles et la formation de deux lambeaux cutanés.

(1) Fr. Ruysch. *Responsio ad M. Reversborst* d. d. junii 1801, *in mangeti Bibliotheca chirurgica*. Genevæ 1721, t. II, page 264.

(2) I.-L. Petit. *Traité des maladies chirurgicales et des opérations qui leur conviennent*. Paris 1790, t. III, p. 137.

(3) Kirkland. *On the presentt state of surgzey*.

(4) M.-J. Brünninghausen. *Erfahrungen und Bemerkungen uber die amputation*. Bamberg und Würzbourg 1818, p. 73.

(5) B. Beck. *Zur statistik der amputationen und resectionen in dem archiv fül klinische chirurgie*.

Sédillot (1) et Baudens (2) ont cherché à se défaire le plus possible des muscles.

Carden, de Worcester (3), en 1864 publiait des observations d'amputations de cuisses avec coupe circulaire des muscles et formation d'un grand lambeau antérieur.

Victor von Bruns (4), en 1879, enseignait l'amputation à lambeau cutané antérieur.

R von Volkmann et Oberst (5) de Halle, 1881, ont vulgarisé dans ces dernières années la pratique des amputations à lambeaux cutanés.

Le professeur Léon Tripier, depuis six ans, a abandonné les anciennes méthodes d'amputation qu'il enseignait lorsqu'il occupait la chaire de médecine opératoire. Il enseigne et pratique aujourd'hui dans le service de la clinique chirurgicale, les amputations à lambeaux cutanés, par quelques exceptions.

. Il faut savoir, à certains moments, oublier le passé pour entrer dans une nouvelle voie Sûrs de l'antisepsie que nous pratiquons, nous devons regarder la question des amputations sous un nouveau jour au double point de vue de leurs indications et des procédés opératoires.

Un pansement qui nous met à l'abri de l'infection, c'est-à-dire de toutes ces complications, à juste titre tant redoutées, nous oblige à modifier les indications et

(1) Sédillot. *Traité de médecine opératoire.*

(2) Baudens. *Gazette des hôpitaux*, 1848.

(3) Carden. *British medical journal*, 16 avril 1864.

(4) V.-V. Bruns. *Die amputationen der Gliedmassen durch Zirkelschnitt pied vorderem Hautlappen* Tübingin 1879.

(5) Oberst. *Die amputationen unter dem Einflusse der antiseptischen Behand lung.* Halle 1881.

les procédés des opérations : les résultats seront aussi heureusement modifiés.

Nous nous proposons dans les chapitres qui suivent d'étudier les indications des amputations telles qu'elles se posent sous la méthode antiseptique, les procédés opératoires qui nous semblent offrir le plus d'avantage avec les nouvelles méthodes de pansement, et nous signalerons les résultats qui nous font accepter les amputations à lambeaux purement cutanés de préférence aux autres procédés.

CHAPITRE PREMIER

Indications et contre-indications des amputations.

Conservation et temporisation. — Amputation pour affections suppuratives aiguës, chroniques. — Amputations pour tumeurs. — Amputations orthopédiques.

Dans le rapide exposé qui précède, nous avons signalé la difficulté qu'éprouvaient les cliniciens autrefois à préciser les indications et le moment des amputations.

Ces indications deviennent plus nettes, le moment devient plus facile à déterminer sous les nouvelles méthodes de pansement, et, fait capital, les indications sont aujourd'hui bien plus restreintes.

Posons en règle générale que, avec le pansement antiseptique que nous possédons, le chirurgien appelé auprès d'un blessé doit chercher à conserver dans tous les cas. Exceptons les cas où l'amputation a été faite, pour ainsi dire, pendant l'accident, et dans lesquels l'amputation n'est plus une opération à pratiquer, mais bien seulement à compléter. Même dans ces cas, disons bien qu'il ne faut intervenir que lorsque le malade se présente dans des conditions d'état général qui permettent de terminer l'amputation.

A part ces cas rares, le chirurgien doit chercher à conserver ou tout au moins à temporiser.

Voyons tout d'abord ce qui a trait à la conservation : Quel est le chirurgien, fidèle adepte des méthodes antiseptiques auquel il n'est pas arrivé de conserver une main, un pied qu'il aurait sacrifiés il y a quelques années ? Quel chirurgien, usant des nouveaux pansements, n'a eu l'agréable surprise de voir se modifier heureusement l'état d'un membre qu'il était sur le point d'amputer ?

Je ne prendrai pour exemple qu'un cas tiré de la pratique hospitalière du professeur Léon Tripier ; cas instructif que j'eus l'occasion d'observer alors que j'étais interne de la clinique.

Observation. — Le nommé P... (Jean-Marie), âgé de 68 ans, entré à la clinique, salle Saint-Philippe, le 22 janvier 1887.

Le *21 janvier*, P..., eut la main droite prise dans une cardeuse de bourre, et, pour ainsi dire, broyée. A son entrée à l'hôpital, on constate une plaie immense de toute la face dorsale de la main. La plaie saigne peu : l'hémostase est faite par de la bourre appliquée sur la plaie par la cardeuse elle-même au moment où l'accident est arrivé. La peau est enlevée sur presque toute la face dorsale de la main ; elle pend en lambeaux sur quelques points, gangrenée et donnant une odeur fétide.

La plaie n'est point seulement plane et superficielle : elle présente des anfractuosités pleine de bourre; les tendons des muscles extenseurs sont mâchés ou coupés. Le doigt annulaire est pendant : il existe une fracture de la première phalange de ce doigt, et une fracture du métacarpien, qui lui correspond. Ces deux fractures sont complètes, si bien qu'il est possible d'enlever ces deux fragments d'os complètement séparés du reste de ces os. La peau a complètement disparu sur la face dorsale de ce doigt; mais la face palmaire possède de la peau saine que l'on n'enlève point afin de l'utiliser plus tard, si la conservation est possible. — On sépare les parties de peau nettement gangrenées.

L'infirmier procède à la désinfection du membre : il pratique le lavage du bras, du poignet et de la face palmaire de la main avec le savon, la brosse, l'éther, la solution forte d'acide phénique.

M. le professeur Tripier fait la désinfection de la plaie : il fouille tous les recoins de la plaie avec les doigts ; il cherche à enlever la bourre, il soulève et détache les caillots ; il arrose soigneusement et longuement la plaie avec de la solution phéniquée forte. — On continue cette désinfection de la plaie avec la solution de chlorure de zinc à 8 %.

Pansement à l'iodoforme, à la gaze phéniquée froissée, doubles de Lister, coton phéniqué.

Ni sucre, ni albumine dans les urines.

Le soir du premier pansement et les jours suivants pas d'élévation de la température.

Au premier pansement, la plaie a un bon aspect et l'on peut prévoir que la main sera conservée au malade. Les parties qui doivent s'éliminer sont déjà très nettement limitées : on fait la toilette de la plaie en enlevant les parties gangrenées qui n'ont plus d'odeur.

Le *15 février*. — L'état général du vieillard étant devenu parfait — la plaie ayant conservé le bon aspect qu'elle avait pris dès le premier pansement — on pratique une opération réparatrice. Ce qui persiste du squelette de l'annulaire est décortiqué, et le lambeau — les tendons fléchisseurs étant enlevés — est placé sur la face dorsale de la main afin d'aider à recouvrir la large surface dénudée par le traumatisme. Ce lambeau est fixé par des fils métalliques.

Le *15 avril*. — Le lambeau a complètement pris ; les parties voisines se sont également cicatrisées. Le résultat est parfait.

Cette observation est un exemple de conservation dans un cas désespéré, chez un vieillard ; de plus, elle nous montre une autoplastie pratiquée avec des lambeaux de peau que l'on pouvait croire condamnés à la gangrène au premier aspect, et qui, une fois le sillon d'élimination produit, ont pu être utilisés dans un but de réparation.

Si nous n'avions été sûrs de la désinfection, si nous

2

n'avions eu la certitude que le malade pourrait ainsi échapper, sous un bon pansement, aux complications ordinaires des plaies pansées comme autrefois, il eût fallu l'amputer immédiatement, pour supprimer un foyer d'infection au début.

Tout s'est passé simplement, et il en est heureusement ainsi dans maint autre cas plus grave encore qu'il serait hors de mon sujet de citer ici.

Quelles que soient les lésions, à moins cependant que nous ne soyons en présence d'un des cas d'amputation à moitié faite dont j'ai parlé plus haut, on devra toujours pratiquer la désinfection, le lavage des plaies; on les fouillera avec la main afin de ne laisser aucun point à l'abri des antiseptiques, et, armé, si je puis m'exprimer ainsi, d'un pansement rigoureusement appliqué suivant les nouvelles méthodes, le chirurgien pourra attendre que la ligne de démarcation entre les tissus malades et les tissus sains soit nettement établie. Chacun sait combien cette limite est difficile à saisir lorsque l'on est en présence d'un traumatisme récent : des tissus sains en apparence, sont pour ainsi dire frappés de stupeur et trompent l'œil exercé du chirurgien : si l'on pratique une amputation immédiate, on gardera souvent de ces tissus profondément lésés pour faire ses lambeaux.

La temporisation a l'avantage de permettre au chirurgien de juger de la valeur des tissus qu'il garde. La séparation du bon et du mauvais se produit d'elle-même et sans danger sous un bon pansement (gangrène aseptique) : il n'y aura plus de surprises désagréables, et les autoplasties si utiles, surtout lorsqu'il s'agit de la main ou du pied, pourraient être pratiquées avec plus de sécurité.

Une autre raison justifie bien souvent la temporisation : c'est l'état général du sujet. Le blessé arrive à l'hôpital à la suite d'un grand traumatisme, il vient de subir une perte de sang, un ébranlement traumatique violent, il est anémié, il a de la tendance au collapsus, sa température est de 37° ou au-dessous.

Un blessé, dans de telles conditions, est à ménager : le shock opératoire ajouté au premier traumatisme sera dangereux. C'est alors qu'il faut user des bienfaits de l'antisepsie : pratiquer la désinfection, mettre le malade en pansement et attendre patiemment le moment d'opérer. Le malade revient à lui, l'état général s'améliore, on ouvre le pansement : les lésions sont très étendues, il est urgent d'amputer. Le chirurgien ampute alors un sujet placé dans d'excellentes conditions, un sujet qui guérira, alors qu'amputé plus tôt, il courait à une mort certaine.

Un bon pansement permet au chirurgien d'être tranquille. Le thermomètre annonce les modifications qui se passent sous le pansement, et on est toujours à temps d'intervenir quand la température nous annonce la naissance d'un danger.

« Il faut, dit M. Verneuil (1), devenir avare d'opération. La question du pansement des blessures accidentelles domine de haut les destinées de la chirurgie conservatrice. »

La règle sera donc de conserver le plus possible, et si

(1) Verneuil, *Mémoires de chirurgie*, tome II.

la conservation est, dès le premier jour, jugée impraticable, il faudra temporiser pour permettre la délimitation des lésions : il n'y a plus d'amputations primitives ; les amputations deviennent toutes secondaires.

Actuellement, nous allons passer en revue les indications spéciales des amputations. Nous classerons les amputations sous trois titres principaux :

1° Amputations pour affections suppuratives ;

2° Amputations pour tumeurs ;

3° Amputations orthopédiques.

I. — Amputations pour affections suppuratives ou infectieuses.

Nous distinguerons des affections à suppuration aiguë et des affections à suppuration chronique.

A. Affections a suppuration aiguë. — Dans cette classe d'affections rentrent toutes les complications des plaies qui s'accompagnent de suppurations et l'ostéomyélite aiguë.

Le blessé est infecté : cherchons à savoir si l'infection est restée locale ou si elle est générale, et étudions quelle sera la conduite à tenir en présence :

(*a*) D'une infection locale ;

(*b*) D'une infection générale.

A. *Infection locale.* — Et d'abord une infection peut-elle être absolument locale ou localisée ? Non, point absolument. Mais, par infection locale, nous entendrons les cas dans lesquels le poison septique partant d'un foyer limité n'aura qu'une faible tendance, pendant un certain temps, à se répandre dans tout l'organisme. L'infection ne sera considérée comme générale qu'au moment où la pénétration de l'agent septique dans l'organisme entier donnera naissance à des symptômes graves d'empoisonnement.

Une infection, au début locale, pourra devenir générale, et c'est ce moment de passage que le chirurgien devra connaître. C'est ce moment qui doit marquer la séparation entre les cas opérables et les cas où toute intervention devient inutile.

Supposons une plaie grave, une fracture compliquée de plaie. La désinfection est pratiquée et le malade mis en pansement Si la désinfection a été complète, il n'y aura pas d'élévation de température et tout se passera bien.

Si la désinfection n'a pu être complète, s'il a persisté, à la surface ou dans la profondeur de la plaie, du sang, de la lymphe, des détritus organiques provenant du sphacèle moléculaire de la peau, des aponévroses, des muscles contus, la putréfaction peut commencer son travail : le poison est absorbé, la fièvre naît. Le thermomètre nous annonce la production de l'infection.

Si des pansements soigneusement antiseptiques, des lavages répétés ne font pas baisser la température, si à l'état local commence à s'ajouter un état général qui s'annonce grave, il faut, par l'amputation, supprimer le foyer d'où part le poison.

Dans ces cas où les antiseptiques n'auront point suffi à atténuer ou à détruire les agents septiques, c'est que la membrane granuleuse ne sera pas formée, et n'aura point opposé sa muraille à l'absorption du poison.

Je viens de décrire en quelques lignes une forme d'infection locale. Cette infection est restée quelque temps locale et a manifesté de la tendance à devenir générale.

Il ne m'est pas possible de préciser plus exactement le moment de l'amputation ; c'est au sens clinique du du chirurgien qu'il appartient de juger de l' « *occasio præceps* » de l'opération.

Dans ces cas, on supprime le foyer d'où rayonnaient les agents septiques : l'organisme qui ne présentait que des symptômes de début de l'intoxication n'est point encore saturé ; l'élimination du poison pourra se faire par les émonctoires naturels, et tout rentrera dans l'ordre rapidement.

Amputer plus tôt serait une faute : la conservation du membre devra être tentée jusqu'au dernier moment. L'antisepsie agit à peu près, par les lavages, comme l'amputation, en supprimant dans ces foyers les éléments nuisibles. Elle ne saurait avoir une action autre qu'une action purement locale. L'amputation, plus radicale, supprime tout le foyer, — mais il ne faut amputer qu'après avoir épuisé toutes les ressources que nous offrent les antiseptiques et le pansement de Lister.

Pour ce qui est des cas d'ostéomyélite aiguë, M. le professeur Tripier les traite par de larges incisions, le drainage, les lavages antiseptiques. Nul n'est besoin d'amputer dans ces cas (1).

(1) M. le professeur Ollier amputait autrefois suivant le conseil de Chassaignac, dans les cas d'ostéomyélite aiguë s'accompagnant de symptômes infectieux. Aujourd'hui l'amputation est bannie dans ces cas, et l'on doit se borner à la recherche des foyers intra-osseux par des trépanations multiples. Il est évident, ajoute M. Ollier, que la réussite suit bien plus souvent l'opération pratiquée avant l'empoisonnement général du sujet. — Ollier, *Traité des résections*.

B. *Infection générale.* — Nous diviserons les cas d'infection générale en deux catégories : dans la première catégorie nous ferons rentrer les formes septicémiques d'emblée générales à invasion brusque ; dans la deuxième, les formes mixtes dans lesquelles l'infection générale n'est que secondaire.

Dans ces cas, les phénomènes locaux perdent de leur importance au fur et à mesure que les phénomènes généraux augmentent. Le traitement à opposer aux accidents doit être parallèle à l'infection : à l'infection locale nous avons opposé un traitement local, désinfection énergique ou amputation ; à l'infection générale nous aurons souvent à opposer un traitement général, les toniques, les antiseptiques à l'intérieur et nous serons quelquefois obligé de nous abstenir de tout traitement chirurgical.

Maurice Jeannel, dans son article *de l'Encyclopédie de chirurgie*, dit que l'amputation pratiquée en cas de septicémie gangréneuse véritable n'a pu que hâter la mort.

Sur cette question, de nombreuses recherches ont été faites et les auteurs se partagent encore. M. Courboulès (1) a étudié dans sa thèse le microbe de la septicémie gangréneuse. De ce travail, fait sous la direction de MM. Arloing et L. Tripier, il résulte que la septicémie gangréneuse est une affection microbienne spécifique ; que son microbe oppose une grande résistance aux agents de destruction ; que parmi ces agents de destruction la chaleur donne les résultats les plus sûrs :

(1) Courboulès. *Thèse de Lyon*, 1883.

d'où il ressort un traitement prophylactique, le chauffage des instruments, que M. Tripier emploie dans son service depuis 1882.

Tous les traitements ont été employés pour enrayer la gangrène gazeuse dans sa marche. Certains auteurs se sont contentés de préconiser un traitement purement médical : M. Fréry donne 1 gramme d'acide phénique à l'intérieur par 24 heures. Les excitants diffusibles, les toniques, les stimulants, tous les antiseptiques ont été préconisés avec insuccès. On a fait des scarifications, des débridements ; M. Humbert (1) recommande la cautérisation au fer rouge. Enfin vient l'amputation. M. Trifaud, dans son travail sur la gangrène gazeuse foudroyante (2), insiste longuement sur la question de l'amputation : « Lorsque la gangrène gazeuse a son point de départ « dans un membre et qu'elle n'a pas encore envahi le « tronc, doit-on amputer ? Cette grave question a été « résolue différemment par les chirurgiens. C'est ainsi « que, pour Velpeau, l'opération est une cause d'accélé- « ration dans la marche du processus morbide. Dans un « milieu infecté, Salleron n'a obtenu que des résultats « négatifs. « Loin de nous, dit M. Fréry, la pensée de « recourir *ex abrupto* à l'amputation. Agir de la sorte « serait pour nous un fait d'absurde inconséquence. » « Fischer, de Breslau, n'a jamais observé un succès, « malgré l'intervention chirurgicale. Cette forme de « gangrène foudroyante est absolument au-dessus des « ressources de l'art, dit M. Raynaud. Le sphacèle du « membre ne fait que traduire au dehors l'infection de

(1) Humbert. *Société de chirurgie*, 22 fév. 1882.
(2) Trifaud. *Revue de chirurgie*. 1883.

« l'économie et le chirurgien reste spectateur impuissant « des progrès du mal, qu'il voit se développer sous ses « yeux. »

Richet, Terrillon sont d'avis que le résultat a toujours été mauvais dans les interventions chirurgicales, et croient qu'il est nécessaire de s'abstenir d'une intervention aussi inutile.

M. Ollier pense que lorsque la gangrène laisse le temps de la réflexion, que lorsque la température n'est pas très élevée et que l'état général est bon, on peut avoir quelque espoir de sauver le malade par l'amputation.

Nous pensons qu'il faut tenir compte des deux façons d'évoluer de la maladie. Tantôt la gangrène gazeuse se présente sous la forme d'une intoxication générale progressive : dans cette forme, les symptômes locaux prédominent un certain temps. Tantôt, au contraire, l'intoxication générale est foudroyante. Les chirurgiens, comme Larrey, Malgaigne, Maisonneuve, Ledentu, D. Mollière, qui considèrent l'amputation du membre comme la seule chance de succès, ont raison lorsqu'il s'agit de la première forme ; en opérant dans le second cas, ils courent à l'insuccès.

Quand il s'agit de septicémie aiguë simple, Maurice Jeannel dit : « L'amputation a pu, dans quelques cas heureux, enrayer une septicémie commençante. » Ces cas appartiennent à ce que nous avons appelé les formes mixtes d'infection. Il s'agit tout d'abord d'une infection locale accompagnée de quelques phénomènes généraux qui vont en s'accentuant. Le chirurgien sauve son malade s'il ne laisse point passer l'*occasio præceps* d'amputer, s'il opère, en un mot, avant l'intoxication complète de l'organisme par le poison septique. Mais lorque l'organisme entier est pénétré, lorsque la septicémie a créé l'état constitutionnel particulier qui l'accompagne, le sujet est mis dans des conditions telles qu'il est dangereux de l'exposer à une amputation, la plupart du temps inutile.

Le malade, s'il n'est complètement intoxiqué, guérira sans amputation : un traitement local énergique, un traitement général bien appliqué suffiront; s'il est complètement infecté, il mourra qu'on l'ampute ou non. Il y a là comme une sorte de question de dosage, d'après M. Tripier.

Le poison se trouve versé dans un organisme plus ou moins préparé à sa culture ; le milieu réagit plus ou moins contre l'agent septique ; la force du poison est plus ou moins grande ; enfin, il est disséminé plus ou moins rapidement et en quantité plus ou moins considérable dans l'organisme. Si le sujet est complètement infecté, l'amputation supprimera le foyer, le point de départ de l'infection ; mais cette opération n'aura naturellement aucune influence sur le poison actuellement en présence dans le courant circulatoire. L'amputation, à ce moment, ne pourra qu'affaiblir le sujet et le mettre dans des conditions de moindre résistance.

C'est ici, en présence de la contre-indication d'une opération, que le chirurgien devra songer à un traitement interne de la septicémie : il faudra soutenir les forces du malade, le nourrir, combattre la diarrhée, prescrire des toniques, de l'alcool, du vin. Les antiseptiques, à l'intérieur, sont à l'étude actuellement. Nous espérons beaucoup d'eux sans pouvoir cependant encore attribuer à aucun d'eux une guérison de septicémie.

B. AFFECTIONS A SUPPURATION CHRONIQUE. — Ce sont surtout des lésions osseuses ou articulaires que nous aurons à passer en revue : les ostéites, les arthrites chronique d'origine traumatique ou d'origine rhumatismale peuvent donner lieu à une suppuration qui nécessite une opération. Disons d'une façon générale, que pour ces malades, il faut préférer la résection à l'amputation, car, ce sont ces cas qui sont le plus favorables pour cette opération.

La tuberculose, sans aucun doute, offre au chirurgien le plus grand nombre d'affections suppuratives chroniques pouvant, à un moment donné, nécessiter l'amputation. Aussi allons-nous insister sur les indications et contre-indications des amputations chez les malades atteints de tuberculose.

Verneuil et ses élèves, tenant grand compte de la présence de maladies constitutionnelles chez leurs malades, font jouer à ces maladies un grand rôle dans la marche des opérations. Pour la tuberculose, en particulier, on doit avoir présentes à l'esprit les théories pathogéniques qui ont été invoquées pour expliquer les faits de généralisation tuberculeuse post-opératoire, l'auto-inoculation et l'action excitatrice du traumatisme. Sans m'arrêter plus longtemps sur cette question d'un grand intérêt, je dirai qu'il ne faut jamais négliger, sous peine de voir survenir des accidents graves, de faire un examen approfondi de son malade, de ses antécédents héréditaires ou personnels.

Dans la recherche de ses antécédents, il est un point particulier sur lequel je veux insister, c'est la détermination des accidents scrofuleux ou tuberculeux qu'a pu présenter le malade. Si, au point de vue bactériologique et anatomo-pathologique le scrofule et la tuberculose ne font qu'une même espèce nosologique, il est bien évident qu'en clinique la distinction traditionelle doit être conservée.

« Un certain nombre de médecins et de chirurgiens, « dit M. le professeur Arloing, s'appuyent sur des con« sidérations cliniques, admettent encore la dualité de « la scrofule et de la tuberculose tandis que la plupart « des anatomo-pathologistes et des expérimentateurs « tendent à réunir ces deux affections dans une seule « espèce nosologique. »

D'après ses recherches, M. le professeur Arloing (1) conclut de la façon suivante : « Ou bien la scrofule et la « tuberculose sont des affections voisines, mais causées « par des virus différents, ou bien elles dérivent d'un seul « virus dont l'activité est modifiée plus ou moins dans « la forme scrofuleuse. Nous poursuivons des recherches « pour déterminer la nature des rapports qui peuvent « exister entre les deux processus. Toutefois, tels qu'ils « sont aujourd'hui, nos résultats légitiment la distinc« tion maintenue par beaucoup de praticiens et per« mettent de poser expérimentalement un diagnostic « différentiel important au point de vue clinique. »

Il existe donc, en clinique, le scrofuleux à côté du

(1) S. Arloing. Nouvelles expériences comparatives sur l'inoculabilité de la scrofule et de la tuberculose de l'homme au lapin et au cobaye. *Lyon médical*, n° 41. 1884.

tuberculeux. La scrofule et la tuberculose doivent être considérées en clinique, comme bien distinctes. M. le professeur L. Tripier, tout en faisant large part aux recherches du laboratoire, tout en acceptant les données nouvelles de l'anatomie pathologique et de la médecine expérimentale, insiste chaque jour sur le danger qu'il y aurait à vouloir, en clinique, méconnaître ces deux formes.

Nous baserons nos indications et contre-indications des amputations sur cette distinction des malades en scrofuleux et tuberculeux.

Scrofule. — Chez le jeune enfant qui présente les attributs de la scrofule, l'hypertrophie de la lèvre supérieure, le gonflement des ailes du nez, une coloration blafarde de la peau, etc., etc... quand les lésions pour lesquelles il est soumis à l'examen d'un chirurgien sont nettement localisées, il faut pratiquer la conservation à outrance. Il faut se borner à ouvrir les abcès, enlever les séquestres, à faire en un mot les opérations d'urgence.

Il n'en est plus de même quand le scrofuleux arrive à un âge plus avancé. Entre vingt-cinq et trente ans, on peut hésiter. On recherchera si l'état général du malade est bon : un examen attentif des antécédents héréditaires et pathologiques personnels nous révèlera si le malade est cliniquement scrofuleux, et s'il n'est que scrofuleux. Dans ce cas, on patientera encore, à moins que les lésions locales ne soient très avancées et ne tendent à affaiblir le malade : alors il faudra intervenir. Le chirurgien cherchera à pratiquer des opérations conservatrices, et fera son possible pour éviter l'amputation.

Si, chez ce scrofuleux, la tuberculose a de la tendance à envahir les organes, il faut être radical et amputer pour conserver la vie au malade.

Si enfin, le scrofuleux est devenu nettement tuberculeux, si la généralisation tuberculeuse est avancée, il faut s'abstenir d'opération.

Tuberculose.—Chez les tuberculeux, dans l'enfance, la règle de conduite doit être la même que chez les jeunes scrofuleux. Dans l'enfance il faut toujours conserver. On sait que la thérapeutique des tumeurs blanches de l'enfance peut se résumer en deux méthodes : la méthode conservatrice ou française et la méthode anglaise; et, d'accord avec le plus grand nombre des chirurgiens, nous pensons que la méthode française doit être rigoureusement suivie dans la tuberculose de l'enfance.

Dans le jeune âge, il faut être également très prudent et craindre les accidents sur lesquels M. Verneuil a particulièrement attiré l'attention. « En ce qui concerne les lésions tuberculeuses, dit M. Verneuil, l'aggravation de la phthisie pulmonaire par les opérations n'est plus à démontrer. » Leroux ajoute même : « Les amputations des membres accélèrent la marche des lésions thoraciques dans la moitié des cas ; » et cependant les statistiques de cet auteur démontrent que les amputations doivent être préférées aux résections.

Il faut donc opérer le moins possible les tuberculeux dans le jeune âge. On se bornera le plus souvent à améliorer l'état général par un traitement interne, et si les lésions pulmonaires s'amendent, disparaissent même, on pourra voir les choses changer de face : on pourra voir la lésion chirurgicale évoluer vers une guérison tout au moins temporaire.

Chez les adultes, si les lésions chirurgicales exigent une intervention, il faut être radical. On opérera toutes les fois que « la scène pathologique, suivant l'expression de M. U. Trélat, ne sera point dominée par la lésion viscérale. » Et dans ces cas M. Tripier, conseille l'amputation. Il va sans dire qu'aucune action chirurgicale ne peut être tentée dans les cas de cavernes pulmonaires et lorsque la cachexie tuberculeuse est déjà avancée.

En résumé, il faut être conservateur à outrance chez les jeunes scrofuleux ; ne pratiquer que des opérations conservatrices chez les scrofuleux adultes ; et, si la tuberculose vient se greffer sur la scrofule, il faut se comporter, comme dans les cas de tuberculose, suivant les lésions viscérales.

Il faut conserver chez les jeunes tuberculeux, moins dans l'espoir de voir survenir une guérison spontanée que dans la crainte de hâter le dénouement.

Chez les tuberculeux adultes, si le chirurgien est obligé d'intervenir, il amputera. L'intervention n'est permise que lorsque les lésions viscérales ne dominent point la scène pathologique.

II. — Amputations pour tumeurs.

Les tumeurs réellement malignes seules exigent l'amputation ; il est très rare que des tumeurs non malignes par elles-mêmes, mais dangereuses par leur volume, leur multiplicité, commandent l'amputation. Ainsi il est rare que l'on ait dû pratiquer cette opération pour des névrômes, pour des sarcômes multiples de la peau, pour des fibrômes, pour des myxômes. Toutes ces tumeurs, souvent superficielles ne demandent point une intervention radicale : elles peuvent être ordinairement enlevées sans qu'il soit utile d'amputer le membre qu'elles atteignent.

Les tumeurs qui indiquent l'amputation sont les tumeurs dites cancéreuses, les néoplasmes infectants, tumeurs qui ont pour caractère principal leur tendance à la récidive et à la généralisation, que cette récidive soit locale ou ganglionnaire (sarcômes, épitheliômes, carcinômes).

Parmi ces tumeurs, les sarcômes à petites cellules, à développement rapide, que l'on peut observer dans le jeune âge, sont, quel que soit leur siège, les plus graves et du pronostic le plus sévère. Dans ces cas nous disons sans hésiter qu'il faut amputer rapidement, et nous suivons la pratique de M. le professeur Ollier, qui rejette la résection comme insuffisante dans ces affections et admet l'amputation comme seule méthode rationnelle. Il faut amputer rapidement, et encore presque toujours, verra-t-on des récidives se produire, défiant toute nouvelle intervention. Ces récidives se font, soit directement dans le segment du membre, soit par le fait de la généralisation prompte qui a lieu dans les organes par le système veineux, et non par les ganglions comme on l'observe dans les cas de cancers de forme épithéliale.

En tant que sarcômes dont les récidives sont encore à

redouter, citons les sarcômes centraux, sarcômes médullaires ayant débuté dans la moelle osseuse, et insistons sur ce point très important de l'intervention, qu'il ne faudra jamais amputer dans la continuité de l'os sous peine de voir une récidive prochaine. Il faut toujours désarticuler ou amputer au-dessus de l'articulation.

A l'âge adulte, il est une forme qui mérite une mention toute particulière. Je veux parler des sarcômes mélaniques. Ces sarcômes mélaniques peuvent s'accompagner ou non de ganglions. Ces ganglions peuvent être infectés. Dans les sarcômes, sans tuméfaction ganglionnaire, l'infection peut déjà être faite au voisinage. Il se fait très rapidement une infiltration du pigment, et les résultats d'opération pratiquée trop près de la lésion primitive nous apprennent que les récidives ne se font point attendre. Il faut, dans ces cas, amputer à une grande distance du point malade ou ne point opérer. Ces tumeurs généralement petites, préoccupent peu le malade qui vient tard demander une intervention : l'infection du voisinage est déjà faite, et une opération économique laissera dans la plaie ou dans les tissus voisins la graine du mal qui récidivera fatalement.

En ce qui concerne les tumeurs épithéliomateuses ou carcinomateuses, il faut se poser la question suivante : la généralisation a-t-elle commencé son œuvre ? — Si la généralisation a débuté, il ne faut pas amputer. S'il n'y a pas de généralisation dans les organes, s'il n'y a que de l'infection ganglionnaire, la question de l'intervention mérite d'être discutée.

Broca négligeait trop la question de l'infection ganglionnaire : il rapportait la tuméfaction du ganglion à l'inflammation due aux pommades ou aux pansements intempestifs, aux irritations tenant à l'inflammation ou à l'ulcération de la tumeur.

Aujourd'hui, de nombreux examens histologiques ont prouvé qu'il ne s'agit pas, la plupart du temps, de simple inflammation, mais bien d'infection. On ampute, on laisse dans le segment du membre des éléments qui pourront servir au développement de la généralisation. On fait tout au moins courir des chances sérieuses à son malade, si l'on ne hâte pas la marche du processus.

Dans certains cas où les ganglions peuvent être extirpés, il faut faire des réserves. Ainsi, dans certains épithéliômes du dos du pied avec ganglions dans le pli de l'aine, dans certains épithéliômes du dos de la main, avec ganglions épitrochléens ou axillaires, si les ganglions sont mobiles et superficiels, on peut espérer en faisant une double opération, sinon sauver son malade, tout au moins lui donner une survie assez notable. Ces cas sont analogues aux cas d'amputations du sein avec curage de l'aisselle. Le curage de l'aisselle est assez généralement adopté, et, c'est au même titre que nous pensons que l'on doit pratiquer l'ablation des ganglions dans les cas que nous venons de signaler.

Toute la difficulté réside dans l'incertitude du diagnostic de la généralisation. La généralisation a quelquefois une marche sourde qui ne la révèle pas à l'observateur : une auscultation attentive n'a rien décelé, et c'est le coup de fouet opératoire qui nous montrera que la maladie avait commencé son œuvre de généralisation, sans aucune manifestation saisissable pour le clinicien le plus exercé.

A part ces cas fâcheux dans lesquels le diagnostic d'une généralisation au début n'aura pu être fait, la suite des amputations sera très simple. L'opération est sans danger : le sujet ne doit pas être infecté.

Si le chirurgien opère dans les tissus sains, s'il condamne, suivant l'expression de M. le professeur Ollier, les opérations économiques, tout se passera simplement avec l'aide d'une antisepsie toujours rigoureusement observée, sans défaillance d'un seul instant.

III. — Amputations orthopédiques.

Dans ses prolégomènes, Sédillot s'exprime ainsi :

« Une difformité, même légère, rend quelquefois la « vie insupportable, et il y aurait cruauté et péril à « repousser la prière de ceux qui en sont atteints et « qui veulent en être débarrassés à tout prix. La raison « et l'humanité veulent sans doute qu'on ne fasse courir « aux hommes de véritables dangers que dans le cas où « il s'agit de les soustraire à des dangers plus grands. »

Il est impossible de spécifier exactement les cas dans lesquels on devra recourir à ces opérations. Nous ne passerons pas en revue les cas divers pour lesquels le chirurgien peut être sollicité d'avoir recours à l'amputation orthopédique, nous allons simplement voir si ces opérations peuvent être pratiquées aujourd'hui plus largement qu'autrefois, à quel âge, et dans quelle condition sociale il faut les pratiquer.

Dans le très jeune âge, nous posons en règle générale

qu'il ne faut jamais amputer. Toutes les autres ressources seront mises en œuvre, et, si elles échouent, on sera toujours à temps d'intervenir radicalement plus tard.

Chez les adultes, il faudra avant d'intervenir, examiner l'état général du malade et chercher quelle a été la lésion primitive, cause de la difformité : la question de la scrofule et de la tuberculose se pose encore ici. Le chirurgien calculera toutes les chances et ne proposera l'amputation que si le pronostic est sûrement favorable. Ce pronostic est plus facile à établir qu'autrefois, parce qu'un chirurgien sûr de son antisepsie peut répondre du succès de son opération. « Les opérations les plus simples, dit Sédillot, sont des portes ouvertes à la mort. » Aujourd'hui il n'en est plus ainsi, et les nouvelles méthodes de pansement nous autorisent à recourir plus souvent qu'autrefois à une opération qui a pour but de corriger une difformité et qui n'est point exigée par un état général ou un état local grave pouvant, à un moment donné, mettre la vie du malade en danger.

Le milieu social auquel appartient le malade doit avoir une grande influence sur la détermination que prendra le chirurgien. Une personne riche pourra garder un index rigide que nous enlèverons à un pauvre ouvrier, soutien de sa famille, qui a besoin de la flexion de son doigt pour gagner sa vie. Cet exemple suffit; mais il est facile d'imaginer de nombreux cas semblables. Nous serons également plus disposés à opérer au pied qu'à la main, car on sait que d'une façon générale on doit être bien plus conservateur des membres supérieurs que des membres inférieurs.

Chez les vieillards, nous serons plus avares d'amputations que chez les adultes. Le vieillard, grâce à la charité publique, a moins besoin de gagner sa vie par lui-même que l'adulte, et le chirurgien, plutôt que de s'exposer à une opération plus grave à cet âge, doit lui conseiller de vivre avec son infirmité. Les amputations sont, d'après T. Morton, plus dangereuses chez les vieillards ; le danger des amputations va, dit cet auteur, en croissant avec l'âge. — Il faut, de plus, tenir compte des tares organiques que peuvent posséder les vieillards et qui porteraient préjudice au succès opératoire. — Mais, nous insisterons surtout sur ce fait que, le vieillard ayant droit à plus d'égards de la part de la société que l'adulte, sera, moins que lui, astreint au labeur : un vieillard marchera sur son genou avec un appareil, en conservant une jambe qui gênerait un ouvrier pour vaquer à ses occupations dans un atelier. Ce dernier contraint à déployer une activité plus grande, préférera marcher sur son moignon que de traîner derrière lui une jambe inutile.

Si les nouvelles méthodes nous permettent d'opérer davantage, sans crainte d'accidents, elles ne nous autorisent pas à augmenter le nombre des amputations. Le champ des amputations doit être restreint, au contraire le plus possible : mais nous devons, par contre, nous attacher à multiplier les opérations correctrices : c'est ici que les résections, que l'orthopédie, la prothèse trouveront leur application. Le chirurgien s'inspirera non seulement de la lésion, mais de l'état général et de l'état social du sujet. Il nous est impossible d'insister sur les particularités relatives à chaque cas, nous ne pouvons ici que donner des notions générales très vagues.

CHAPITRE II

Procédé opératoire

Précautions à prendre avant l'opération. — Anesthésie. — Hémostase. — Taille des lambeaux. — Section musculaire. — Section osseuse. — Hémostase définitive. — Toilette du moignon. — Drainage et suture. — Pansement.

Avant de faire une amputation, de nombreuses précautions sont à prendre. Le lavage de la région, l'hémostase préventive vont nous occuper quelques instants.

Nous n'insisterons pas sur l'anesthésie qui se fait ordinairement à l'éther après l'injection de la solution mixte de morphine et atropine.

La région sur laquelle doit se faire l'opération est savonnée, lavée à grande eau, rasée s'il y a lieu. Après le lavage à la brosse, on fait un lavage à l'éther, et la région est arrosée largement de solution phéniquée forte. S'il y a des plaies ou des orifices fistuleux, ces plaies et ces orifices sont recouverts d'un tampon de gaze phéniquée, trempé préalablement dans la solution forte. Si une de ces plaies est infectée, on fait des lavages au chlorure de zinc.

Pour l'hémostase, M. Tripier emploie habituellement

la bande d'Esmarch. Cependant, craignant dans les néoplasmes, par exemple, de voir des particules passer dans les vaisseaux et aller infecter l'organisme, M. Tripier n'emploie pas la bande d'Esmarch dans ces cas.

Craignant aussi les dangers de la compression, particulièrement pour le nombre inférieur (Verneuil, phlébite, etc.), il commence par faire la ligature du vaisseau principal.

M. le professeur Tripier, pour faire cette ligature, fait une incision oblique correspondant au côté du lambeau voisin de l'artère principale : il coupe le plus haut possible l'artère entre deux ligatures. C'est au bras et à la cuisse, plus spécialement, qu'il emploie ce procédé.

Pour l'avant-bras et la jambe, on fait de l'élévation pendant quelques minutes et on applique la bande hémostatique.

Si la peau est saine, le lieu de l'amputation sera facile à désigner, mais si des trajets fistuleux la traversent, si de l'œdème l'épaissit, il n'en sera plus de même. Bien que Lisfranc ait insisté sur la valeur des ligaments épaissis, œdématiés, indurés (ce chirurgien voulait réagir contre ceux qui, de parti pris, amputaient toujours dans le tissu sain) — il faut savoir que s'il existe des décollements, des suppurations, des trajets fistuleux, il vaut toujours mieux se placer au-dessus, qu'on ait affaire à un processus infectieux ou à un processus tuberculeux. C'est une saine prudence qui évitera bien souvent la suppuration du moignon.

Quelle méthode générale d'amputation adoptons-nous ? M. le professeur Léon Tripier pratique les amputations à lambeaux purement cutanés. Nous verrons plus loin pourquoi il donne la préférence aux lambeaux plutôt qu'aux méthodes circulaires, etc. Nous voulons actuellement surtout établir de quels tissus nous ferons nos lambeaux.

Pourquoi cherchons-nous actuellement à faire des lambeaux simplement cutanés?

1° Nous pensons que le muscle est inutile;

2° Nous le croyons même dangereux;

3° L'antiseptie, en nous mettant à l'abri de la suppuration, nous garantit davantage contre la mortification du lambeau.

Le muscle est inutile : Soupart, Sédillot, Baudens l'ont bien prouvé. Il est évident qu'on peut se passer du muscle : il est des régions, le poignet, l'extrémité inférieure de la jambe, où le muscle ne contribue pas à la formation des moignons.

La plupart du temps, ce ne sont pas des muscles que l'on conserve, mais des tendons. Eh bien, peut-on compter sur des tendons pour former un beau moignon? Les muscles disparaissent dans le moignon — de nombreuses autopsies l'ont démontré — et se transforment en tissu fibreux. Si les nerfs n'ont pas été sectionnés très haut, le tissu fibreux les comprimera et produira des névrômes douloureux.

Le muscle est dangereux : sa rétraction amène la conicité. Le muscle se rétractant entraîne avec lui la peau et détermine ainsi la saillie de l'os.

L'antisepsie nous permet de compter sur la vitalité des lambeaux cutanés : la réunion immédiate sera plus facile, alors qu'au lieu d'affronter deux énormes lambeaux musculaires, nous ne mettrons en présence que deux minces plaies cutanées.

Ces lambeaux seront purement cutanés : En Allemagne où ces opérations se pratiquent depuis longtemps, von Bruns prend l'aponévrose dans son lambeau, alors que Beck et d'autres auteurs prétendent qu'il ne faut prendre que la peau et le tissu cellulaire sous-cutané.

Sans nous étendre sur cette question intéressante et longuement discutée dans le travail du Dr Oberst (1). Nous disons que l'expérience a appris à cet auteur comme elle a démontré à M. le professeur Tripier que l'aponévrose était non-seulement un embarras, mais un danger, et compromettait souvent le résultat de l'opération. L'aponévrose est pauvre en vaisseaux et se prête mal à la réunion rapide, alors que la peau et le tissu cellulaire sous-cutané richement vascularisés seront bientôt réunis par première intention.

La peau doublée de son tissu cellulaire sera seule conservée. D'après cette méthode que nous préconisons on voit donc qu'il sera indispensable, — sous peine de voir naître des accidents, de la mortification, de la conicité du moignon, de névrômes, etc... — de se mettre dans les conditions aussi favorables que possible. Les lambeaux seront taillés où la peau sera saine ; il ne faut pas, dans l'espoir de conserver un peu plus, exposer un malade à tous les dangers d'une gangrène ou d'une suppuration de longue durée ; il ne faut pas s'exposer à réamputer. Si l'amputation est la banqueroute de l'art, il ne faut point s'exposer deux fois à la banqueroute. Suivant

(1) M. Oberst. *Les amputations sous l'influence de la méthode antiseptique*. Halle, 1887.

l'expression vulgaire, de deux maux on devra choisir le moindre ; on amputera au besoin, plus haut, mais on sera sûr de ses lambeaux et le malade ne sera pas exposé à subir une deuxième opération.

Farabœuf, dans son travail sur les amputations et dans son *Traité de médecine opératoire*, insiste sur le choix des méthodes d'amputation, sur l'étendue de la surface saignante, sur le point de la cicatrice ; aujourd'hui nous devons nous placer à un autre point de vue. Peu nous importe que la surface saignante soit plus ou moins étendue, la place de la cicatrice importera moins aussi ; celle-ci sera linéaire, — et un seul danger sera à considérer, c'est l'infection. Le malade sera ou non infecté et la surface saignante, plus ou moins étendue, ne sera point ce qui favorisera ou empêchera l'infection. Ce ne sont pas ces deux points qui nous feront choisir parmi les méthodes.

La méthode circulaire a des inconvénients sérieux surtout chez les gens forts, bien musclés : à la jambe et à l'avant-bras, à la partie inférieure de la cuisse et du bras, sa pratique est difficile sans débridement. Quant à la main et au pied, cette opération ne leur est pas applicable : elle est inadmissible en raison de la position de la cicatrice tout-à-fait en avant.

Cette opération, surtout praticable sur les membres amaigris, doit être abandonnée chez les gens robustes et bien musclés, malgré les avantages qu'elle pourrait offrir en d'autres circonstances.

Un certain nombre de chirurgiens, pour éviter les inconvénients de la méthode circulaire, font un débridement latéral : l'opération est, il est vrai, plus commode, mais la cicatrice est toujours à l'extrémité du moignon.

Les deux lambeaux égaux sont passibles de la même objection.

D'autres raisons nous feront rejeter le procédé à un seul lambeau : le lambeau doit avoir une longueur trop grande, et cette longueur excessive dans la pratique des lambeaux cutanés que nous allons décrire, nous exposerait trop à la mortification. En outre, il est impossible, à moins de procéder d'après la méthode elliptique, d'avoir un lambeau unique qui s'adapte absolument ; et, en procédant d'après la méthode elliptique, le chirurgien est plus ou moins gêné pour pratiquer la section des couches profondes.

Il reste la méthode à deux lambeaux inégaux. Suivant M. le professeur Tripier, cette méthode réalise les meilleures conditions.

En effet, cette méthode permet : 1° de conserver plus d'un côté que de l'autre suivant l'état des tissus ; 2° de remonter moins haut pour amputer ; 3° de prendre une longueur moindre de lambeaux, ce qui diminue les chances de mortification ; 4° de pratiquer plus facilement les sections profondes en raison des deux débridements latéraux ; 5° de reporter la cicatrice à la périphérie.

Cette méthode adoptée nous allons rapidement montrer quelques avantages qui découlent de la dissection des lambeaux cutanés et de la section des muscles, perpendiculaire à l'axe du membre. Un des plus grands avantages est celui qui réside dans la facilité de l'hémostase ; en effet, les vaisseaux, au lieu d'être coupés en sifflet comme dans les lambeaux musculaires, sont coupés perpendiculairement à leur direction. Il est donc facile de les saisir, de les lier et d'empêcher les hémorrhagies secondaires assez fréquentes à la suite d'une hémostase mal faite.

Il est plus facile de remonter à la recherche des nerfs pour les sectionner haut, et, en tout cas, cette section sera plus éloignée de l'extrémité du moignon, que dans les cas de lambeaux musculaires. Ce fait que les nerfs seront sectionnés plus haut, nous mettra plus facilement à l'abri des névrômes douloureux dont, — nous pouvons le dire — nous n'avons pas observé d'exemple dans les amputations à lambeaux cutanés.

Ces quelques notions préliminaires étant données posons les règles de l'opération.

1° Taille des lambeaux. — M. le professeur L. Tripier taille deux lambeaux, — le grand lambeau, le plus possible, du côté où la peau est le plus épaisse. Inutile de dire que ceci varie avec les régions.

D'une façon générale, la base du grand lambeau aura un peu plus que la moitié du périmètre, de façon à bien encapuchonner, si je puis m'exprimer ainsi, la section.

Pour les segments de membre à deux os, on cherchera à placer les deux points de départ des incisions latérales sur le bord des deux os correspondants.

Pour la cuisse, un des points extrêmes de la base sera, autant que possible, dans le sillon de séparation du vaste externe et du biceps ; — pour le bras, au niveau de l'interstice du brachial antérieur et du biceps.

Il est difficile de donner des règles absolues concernant la longueur des lambeaux. Cependant en tenant compte des cas où la peau est saine, des différences de rétraction de la peau elle-même, des différences de rétraction des muscles sous-jacents, M. Tripier donne plus d'un diamètre et demi, près de deux diamètres.

Du reste, il a toujours besoin de tailler son grand lambeau le premier et de le disséquer avant de tailler le petit lambeau. Il voit alors la rétraction qui se produit et peut faire la correction nécessaire avant de tailler le second.

Quant à la section elle-même, M. Tripier la fait au moyen d'un bistouri légèrement arrondi à la pointe.

Cette section ne se fait point en un seul temps.

D'un premier temps, on fait une des incisions latérales; — puis, au lieu d'arrondir pour faire l'extrémité du lambeau, on fait une reprise et on taille transversalement; — enfin, une incision analogue à la première réunit l'extrémité à la base du lambeau.

M. Tripier attache une grande importance à cette façon de procéder: cependant il croit qu'on pourrait également faire une première incision latérale, puis l'autre incision latérale, et réunir en un troisième temps les deux premières incisions latérales, de façon à constituer un lambeau à peu près carré.

Insistons sur les reprises: elles sont utiles afin d'éviter la section oblique de la peau, section oblique qui amincit trop la peau et la rend facilement mortifiable.

Les angles seront non point droits, mais obtus, ce qui est beaucoup plus favorable au point de vue de la nutrition des lambeaux. Ces angles disparaîtront du reste ultérieurement.

Le lambeau taillé, M. Tripier ne se sert jamais de pinces pour le soulever et le disséquer. Il ne le relève qu'avec les doigts. Pendant tout le temps de la dissection le bistouri sera tenu perpendiculaire à l'aponévrose. On s'efforcera de ne point l'entamer et de n'en laisser aucun débri dans le lambeau.

L'expérience apprend que la vitalité du lambeau est moindre lorsqu'on conserve entièrement l'aponévrose; des débris de cette aponévrose ne seront bons qu'à se nécroser.

Lorsque le premier lambeau, le lambeau principal a été formé, M. Tripier vérifie, au moyen de l'instrument qu'il a dans la main (bistouri, sonde cannelée), la longueur de ce lambeau, et voit par suite celle qu'il doit donner à l'autre lambeau, — en se basant toujours sur les règles formulées précédemment.

Ici encore, il faut faire grande attention et tailler le lambeau en tenant son bistouri perpendiculaire à la surface du membre pour éviter une section oblique : le seul moyen pour éviter cette section oblique et de tailler le lambeau en trois temps à deux sections latérales et une section franchement transversale.

Ce lambeau est disséqué comme le précédent : on voit alors immédiatement si les téguments sont suffisants.

Si les téguments paraissent devoir manquer, on prolonge les incisions latérales de la quantité voulue et on dissèque les lambeaux à la base de manière à augmenter leur longueur.

2° Section musculaire. — Le but à atteindre est une section perpendiculaire, mais sans que l'os ou les os soient en saillie : il importe donc de faire cette section en plusieurs temps. En effet, on sait que les muscles superficiels se rétractent davantage que les muscles profonds.

Parmi les muscles superficiels, il en est qui se rétractent beaucoup, d'autres relativement peu : d'où le précepte de faire la section en plusieurs temps si l'on veut avoir une section réellement perpendiculaire à l'axe du membre.

Nous ne voulons pas décrire les règles spéciales à observer pour les amputations du membre supérieur ou du membre inférieur, et pour tel ou tel segment de membre à tel ou tel niveau : ce n'est que par l'exercice sur la table d'amphithéâtre qu'on peut apprendre la façon de procéder. Nous ferons seulement remarquer que souvent les membres à amputer sont ou fléchis, ou dans la rotation, etc., etc.; — ces conditions pathologiques peuvent faire varier les règles que l'on suit lorsqu'on opère à l'amphithéâtre.

Ajoutons que sur le vivant la rétraction est toujours plus considérable que sur le cadavre.

D'une manière générale on commencera par sectionner le muscle ou les muscles superficiels que l'on croit devoir le plus se rétracter. Ces muscles seront, par suite, coupés à une distance suffisante de la base du lambeau, distance calculée à peu près d'après le degré de rétraction habituelle des muscles en question. Il est préférable de prendre une grande longueur du muscle quitte à faire une recoupe si l'on a réellement exagérée la longueur.

En un deuxième temps, on coupera les autres muscles superficiels, et c'est seulement au niveau de la rétraction de ces muscles que l'on coupera les muscles profonds.

M. le professeur Tripier ne fait de lambeau périostique que pour le tibia et pour le fémur.

Dans ces cas, au lieu d'inciser, en même temps, les muscles profonds et le périoste jusqu'à l'os, il pratique deux incisions latérales, puis une incision transversale réunissant les deux premières. Le lambeau ainsi taillé à environ un pouce de longueur. Au moyen du détache-tendon, M. Tripier décolle ce lambeau et complète sa section du périoste par une incision circulaire en arrière. Il ne s'attache pas à avoir un lambeau qui recouvre tout l'os, il désire seulement protéger le rebord de l'os, aussi ne fait-il pas de suture du lambeau périostique.

Entrons maintenant dans quelques détails relativement au *modus faciendi* de M. le professeur Tripier pour les segments de membres à deux os.

M. Tripier laisse absolument de côté le couteau à deux tranchants qu'il considère comme inutile et dangereux, et se comporte pour chaque os comme il vient d'être dit pour les segments à un seul os.

Toutefois, la section des muscles achevée, il incise sur les côtés correspondants de chaque os, en partant du point où la section osseuse devra être faite; puis il incise le ligament interosseux transversalement au niveau de ce point. Il taille ensuite deux très petits lambeaux périostiques, et détache le périoste avec son couteau-rugine jusqu'au point où la section osseuse doit être faite.

Ces différentes précautions rendent la manœuvre plus facile dans l'espace interosseux : il est alors commode de ménager les parties molles et de faire la coupe osseuse.

3° Section osseuse. — M. le professeur Tripier ne fait jamais la coupe osseuse absolument perpendiculaire quand il s'agit de la cuisse, de la jambe, de l'avant-bras à sa partie inférieure immédiatement sous-cutanée.

En règle générale à la clinique de M. Tripier, on pratique toujours la coupe osseuse en deux temps.

Pour le fémur, par exemple, — après avoir fait érigner avec des crochets de Volkmann, — il commence à faire une section très oblique de haut en bas et d'avant en arrière. Sur cette section, il en fait une seconde qui n'est pas absolument perpendiculaire, de manière à obtenir un angle en quelque sorte arrondi. Il faut avoir soin de pousser la section assez loin, car sans cela le coin osseux peut rester en place et jouer plus tard le rôle de corps étranger. Ce coin osseux a produit, dans un cas que nous avons observé, des phénomènes d'irritation et a donné lieu à un abcès. Dans tous les cas, il faut s'assurer que ce coin ne reste pas en place.

Pour la jambe, M. Tripier fait une première section oblique de haut en bas et de dedans en dehors, de manière à abattre l'angle antérieur ; dans un deuxième trait de scie, il coupe obliquement de dedans en dehors du côté de l'espace interosseux. Il a l'habitude de commencer par la section du péroné qui se fait de dehors en dedans : de cette façon, on n'est pas exposé à fracturer ces os, et la section du tibia est rendue plus facile.

S'il reste quelques angles, quelque aspérité ou aiguille osseuse, on doit la faire disparaître au moyen des cisailles.

A la partie inférieure de l'avant-bras, comme il n'y a pas de chairs pour recouvrir les os, M. le professeur Tripier fait une section analogue à celle de la jambe, c'est-à-dire de dehors en dedans pour le radius, de dedans en dehors pour le cubitus.

Dans la partie supérieure de l'avant-bras cette précaution est superflue, toutefois il recommande tout particulièrement de pl. er le membre dans une position intermédiaire à la pronation et à la supination, suivant la donnée classique. Mais comme dans cette position l'espace interosseux est singulièrement limité, on a de la tendance à remettre l'avant-bras en supination.

Or, il faut savoir que dans cette position, le radius remontera et que les deux os ne seront plus coupés à la même distance (1). Il faut donc sectionner le radius un peu plus haut que le cubitus.

Ici, M. Tripier fait volontiers une section oblique de la crête du cubitus. Cet os est coupé le premier, obliquement, d'arrière en avant et de dedans en dehors; puis,

(1) M. Tripier a démontré, étant professeur de médecine opératoire, que le radius effectue alternativement un mouvement de descente ou d'ascension, suivant que la main est placée dans la pronation ou dans la supination. Il se basait sur ce qui se passe dans la désarticulation du coude, alors que l'on veut entrer à plein tranchant dans l'articulation huméro-radiale. Les commençants qui, après avoir taillé le lambeau antérieur maintiennent le membre en supination, essayent vainement de pénétrer dans l'articulation, tandis qu'en plaçant l'avant-bras dans la pronation on peut entrer plein tranchant avec une lame de quatre millimètres d'épaisseur.

le membre est mis en supination pour manœuvrer plus facilement dans l'espace interosseux, et le radius est coupé, dans un point correspondant, en observant bien que replacé en pronation cet os descendra plus bas.

Pour l'humérus, il n'y a pas d'indications spéciales.

En ce qui concerne la désarticulation du coude et du genou, M. le professeur Tripier suit une pratique qui lui est personnelle, et que nous allons rapidement décrire.

(a) *Coude.* — La désarticulation faite, il cerne, avec un bistouri, le périoste, au point de contact de ce tissu avec le cartilage diarthrodial; il suit exactement les parties latérales de la trochlée et du condyle, jusqu'aux saillies (épitrochlée et épicondyle) qui les surmontent. A ce niveau, il fait le trait de scie exactement perpendiculaire.

De cette façon, la portion articulaire, qui joue en quelque sorte le rôle de corps étranger, est supprimée, et, cependant, on conserve les deux saillies qui offriront un point d'appui à l'appareil prothétique.

(b) *Genou.* — L'amputation, dans la contiguïté, une

Après cela, il n'est pas étonnant que les chirurgiens aient toujours soutenu que l'apophyse styloïde du radius descend plus bas que celle du cubitus; c'est qu'on a l'habitude en clinique d'examiner la main en pronation, et d'autre part, on comprend très bien que certains anatomistes aient pu dire que les apophyses styloïdes du radius et du cubitus sont sur la même ligne, c'est qu'ils prenaient leurs mesures sur un membre placé en supination.

En fait, les premiers avaient raison et les seconds n'avaient pas tort, il fallait seulement tenir compte des conditions dans lesquelles les uns et les autres avaient observé.

fois faite, M. Tripier sectionne le périoste très exactement au point de jonction des cartilages diarthrodiaux ; il détache le périoste jusqu'aux condyles, et, commence à faire un trait de scie oblique de haut en bas et d'avant en arrière. Quand il a dépassé la ligne des condyles, il retire alors la scie et coupe l'os, non pas perpendiculairement, mais obliquement, d'avant en arrière et de bas en haut. Le seul inconvénient qui résulte de cette section est la présence d'un angle qu'il est facile d'abattre avec le couteau-rugine ou avec un ciseau à froid et le maillet.

De cette façon, on a une section arrondie : on supprime la partie saillante et inutile des condyles, et, avantage précieux, on peut ainsi avoir un lambeau antérieur moins long.

Pour les malléoles, M. Tripier se contente de les sectionner à leur base sur le plan de la mortaise (désarticulation du pied) en arrondissant les bords avec le couteau-rugine.

Relativement à la hauteur à laquelle on peut pratiquer les amputations dans la continuité, M. Tripier croit qu'il n'y a pas de limite. S'il trouve quelque avantage à conserver un morceau d'os, il le fait. Cependant, il ne sectionnerait pas le fémur au dessus du trochanter, — et de même, il n'amputerait pas au-dessus des tubérosités de l'humérus. Mais, il n'hésiterait pas à sectionner l'humérus immédiatement au-dessous des insertions aux tubérosités, bien qu'il ouvre l'articulation par le fait du prolongement de la synoviale de la longue portion du biceps.

Ce n'est pas le point d'appui que fournit cette extrémité osseuse qui l'engage à préférer l'amputation à la désarticulation ; mais s'il ampute c'est dans le but de faire moins de délabrement et d'éviter la cavité qui résulte de la désarticulation (1).

4° Hémostase définitive. — Dans les cas où la ligature du vaisseau principal n'a pas été faite, il faut parer immédiatement à l'hémostase. M. le professeur Tripier recherche systématiquement les vaisseaux avec deux pinces : il les isole du tissu cellulaire qui les environne, puis les saisit transversalement avec une pince hémostatique.

A la cuisse, il lie la veine fémorale, et, d'une façon générale, les grosses veines qui donnent du sang, afin d'arrêter l'écoulement sanguin et d'oblitérer les voies d'absorption.

Cela fait, il se place sur les intersections aponévrotiques et cherche toutes les artères qu'il peut saisir. Enfin, un aide relève le moignon, un deuxième aide place sur la plaie des éponges en quantité suffisante pour faire de la compression, et, c'est alors seulement qu'il faut enlever la bande de caoutchouc.

Au bout de quelques instants, on enlève une éponge et on place des pinces hémostatiques sur les vaisseaux qui donnent ; on enlève une deuxième éponge, et ainsi de suite jusqu'à ce que l'hémostase soit aussi complète que possible.

(1) Dans un cas de traumatisme grave, M. Tripier a employé ce procédé avec succès. — Dans les cas de désarticulation M. Tripier propose de suturer profondément les muscles comme on le fait dans le curage de l'aisselle après l'amputation du sein pour les cancers.

Dans ce dernier temps, il est souvent nécessaire d'appliquer 15 à 20 pinces hémostatiques.

Les ligatures sont faites au catgut. Il est à remarquer que la section des muscles perpendiculaire à l'axe du membre entraîne la section franche des vaisseaux et facilite ainsi leur ligature.

5° Toilette du moignon. — Après s'être, une fois encore, assuré de l'hémostase, on doit aller à la recherche des nerfs principaux. Il est utile de les dégager et de les sectionner à deux ou trois centimètres au-dessus de la ligne d'amputation.

Une fois les nerfs recoupés, on aura des morceaux de tendons trop longs à sectionner, quelques languettes musculaires à enlever, et enfin à ébarber les tissus graisseux qui forment, en quelque sorte, des franges aux lambeaux.

Durant ces divers temps on a, à plusieurs reprises, lavé la plaie. M. Tripier croit que le chirurgien doit être très sobre de lavages dans ses opérations, je veux dire des lavages avec la solution phéniquée qu'il emploie de préférence (1).

Aussi M. Tripier se sert dans ses amputations de la solution borique : s'il emploie des éponges imprégnées d'acide phénique, ce n'est que lorsque celles-ci sont soigneusement exprimées, et cela pour éviter la mortification.

6° Drainage et sutures. — Les deux lambeaux iné-

(1) M. Tripier donnerait la préférence à la solution de sublimé ; mais cette solution détériore les instruments et fait courir des dangers aux malades atteints de lésions rénales.

gaux que l'on emploie habituellement rendent la façon de procéder assez facile. Il faut, avant tout, se préoccuper du drainage.

M. le professeur Tripier met habituellement deux drains latéraux : ces deux drains correspondent à la section osseuse.

S'il y a une cavité, cette cavité doit être également drainée, soit en passant par la plaie, soit en faisant une contre ouverture. On sait, en effet, que le but à atteindre est l'écoulement des liquides en même temps que l'on cherche une réunion par première intention dans toute l'étendue de la plaie. Les drains, debout, seront maintenus en place à l'aide d'épingles de sûreté, ou fixés aux bords de la plaie par des fils à suture. Toutefois, en procédant de cette seconde manière, il faut se défier : souvent la peau vient faire un bourrelet sur l'orifice du drain et l'oblitérer. M. Tripier conseille de ne recourir à ce procédé que vers la racine des membres, dans les points où des mouvements peuvent expulser le drain.

Quant aux sutures, elles se font de la façon suivante :

On prend le milieu de chaque lambeau et on place un premier point profond à 12 ou 15 millimètres de la surface de section : ce point ne sera pas trop serré.

Entre ce point et le point de jonction des deux lambeaux occupé par le drain, des deux côtés et à égale distance de ces deux points, on place un nouveau fil.

Ces trois fils suffisent ordinairement pour donner au moignon sa forme fondamentale. Il reste à placer les sutures superficielles en procédant de la même façon, c'est-à-dire en prenant la partie intermédiaire aux sutures profondes. Ces points de suture superficiels seront à 5 ou 6 millimètres de distance, et éloignés également de 5 ou 6 millimètres de la surface de section.

Il est bon, lorsqu'on s'est contenté de mettre des épingles de sûreté sur les drains, de passer sur le drain un point de suture, sans faire pénétrer le fil dans le drain lui-même (1).

7° Pansement. — Ainsi qu'il a été dit précédemment M. Tripier évite les lavages prolongés à la solution phéniquée. S'il croit devoir laver encore une fois, ne serait-ce que pour enlever les caillots et s'assurer qu'il n'y a pas d'hémorrhagie et que les drains fonctionnent bien, il emploie la solution borique, et ce n'est qu'en dernier lieu qu'il fait un lavage très rapide à la solution phéniquée faible.

Après ce dernier lavage, un aide a soin d'exprimer le moignon, de façon à ce qu'il n'y reste pas de liquide de l'injection.

Enfin tout le segment du membre est arrosé et frotté avec de la solution phéniquée faible pendant que le moignon est tenu élevé pour remédier à l'hémorrhagie capillaire.

Alors on pulvérise de l'iodoforme sur la ligne de suture et au niveau de l'orifice des drains.

Comme pansement, dans ces derniers temps, M. le professeur Tripier (2) se contente d'employer de la gaze

(1) Les sutures sont faites au catgut chromique et à l'aide de l'aiguille de Reverdin.

(2) M. le professeur Tripier a cherché, depuis un certain temps, à substituer l'asepsie à l'antisepsie. Une installation spéciale, (réservoirs d'eau stérilisée, étuves à vapeur d'eau, étuves sèches) lui permet de réaliser les conditions les plus favorables pour pratiquer des pansements à la fois sûrs et plus économiques que les pansements antiseptiques.

stérilisée mélangée à de la poudre d'iodoforme, convenablement froissée, qu'il dispose en plus grande partie à la partie inférieure et du côté des drains, en un mot, le plus possible du côté où l'écoulement se fera. On en dispose également une couche assez épaisse au-dessus, de façon à éviter la compression du moignon.

Dans les cas où l'on peut craindre de l'infection (mauvais état de la peau, décollements, etc.), on trempe cette gaze dans la solution sublimée à 1/1000, et, après l'avoir très bien exprimée et saupoudrée d'iodoforme, cette gaze froissée est maintenue au moyen de quelques tours de bande.

Par dessus, on met du coton stérilisé en suffisante quantité, non seulement pour matelasser et filtrer l'air, mais pour prévenir l'écoulement des liquides à une certaine distance. C'est ainsi que, pour une amputation de cuisse au 1/3 inférieur, M. Tripier prend le bassin.

On complète le pansement en le recouvrant de papier à la gutta-percha, et on assujettit le tout par des tours de bande de tarlatane.

Pour donner plus de solidité au pansement et empêcher les mouvements du moignon, M. Tripier l'entoure de petites planchettes en bois flexible qu'il laisse déborder le moignon pour éviter les chocs. Les planchettes sont fixées par des tours de bandes de tarlatane mouillées et exprimées.

Au bout de quelques heures, il est urgent de s'assurer que les liquides n'ont pas traversé le pansement dans le point déclive. Si les liquides avaient traversé, il faudrait enlever les points souillés, laver les points correspondants avec la solution phéniquée faible, replacer du coton, du papier à la gutta et former le pansement avec quelques tours de bande.

De toute façon, à moins qu'il ne s'agisse d'amputation de l'extrémité inférieure de l'avant-bras ou de l'extrémité de la jambe, on a l'habitude, à la clinique, de changer le pansement au bout des vingt-quatre premières heures.

Ce pansement est fait pour s'assurer du bon état du moignon, du bon fonctionnement des drains. De plus, les liquides qui, en 24 heures, ont souillé la moitié du pansement, le souilleraient en totalité en 36 ou 48 heures et serviraient ainsi de voie d'entrée aux germes infectieux.

Dans ce premier pansement, on se contente d'arroser le moignon (douche en arrosoir) avec la solution phéniquée faible ; on frotte au-dessus de la plaie avec des tampons imbibés de solution faible : la plaie reste sous le jet sans être touchée.

On ne fait jamais de lavages dans les drains, on ne les soulève point du moment où la plaie n'a pas d'odeur, et le malade pas d'élévation de la température. On évite toutes les manœuvres un peu brusques sur le moignon, de façon à ne pas entraver le travail plastique commencé.

Le pansement sera refait comme précédemment.

Si l'état général est bon, si le malade ne souffre pas, s'il n'y a pas d'élévation de la température, on laissera ainsi le malade pendant 6 ou 7 jours.

A ce moment, le pansement sera ouvert : s'il n'y a pas d'inflammation, on retire les drains, surtout si la sécrétion est très peu marquée. Ces drains seront remplis de sang coagulé.

S'il y a du gonflement, si la sécrétion est plus abondante, on laissera les drains.

M. Tripier laisse toujours les drains lorsqu'il s'est produit du sphacèle, ne fût-ce qu'un liseré, sur le lambeau. Dans ce cas, il est remarquable que l'écoulement est plus abondant, ce liquide est noirâtre. Presque toujours, le malade a éprouvé des douleurs et la température a subi une ascension. Les fils superficiels seront coupés, dans ce cas ; on excisera la portion sphacélée avec la pince et les ciseaux, mais sans jamais aller jusqu'au vif : on laissera toujours une légère couche intermédiaire. C'est là un moyen de hâter considérablement les phénomènes de granulation.

Si une portion plus considérable était sphacélée, et si cette portion correspondait à une suture profonde, il ne faudrait pas hésiter à couper le fil et à retrancher la portion sphacélée comme il a été dit. On voit alors au-dessous un caillot noirâtre auquel il ne faut pas toucher, car ce caillot sert de support aux vaisseaux qui partent des parois opposées pour former le nouveau tissu de granulations. A mesure que le processus de réparation s'effectue, on voit ce caillot diminuer, les bords se rapprocher tout naturellement, à condition qu'il n'y ait pas eu, comme cela arrive malheureusement souvent, de la suppuration.

S'il y a de la suppuration, le mieux est de couper les fils, de déterger soigneusement avec la solution phéniquée faible, de toucher avec un tampon imprégné de chlorure de zinc, de saupoudrer avec de l'iodoforme, de panser avec de la gaze stérilisée trempée dans la solution de sublimé, et imprégnée de poudre d'iodoforme,

Dans les cas où la peau serait irritée, *à fortiori*, s'il existait de l'eczéma, il serait bon de placer, comme le recommande M. Tripier, de la poudre de bismuth et de la gaze stérilisée sèche dans ces points. Le reste du pansement sera fait comme à l'ordinaire.

Suivant les circonstances, on attendra une semaine ou moins pour refaire les pansements. Les drains seront enlevés et les fils à suture coupés.

Dans les cas de sphacèle, s'il s'agit d'un simple liseré, il n'y a pas d'inquiétude à avoir. Si la perte de substance est plus considérable, ou bien le processus de réparation indiqué plus haut s'effectuera régulièrement, mais seulement, par l'intermédiaire du caillot qui sert de substratum aux vaisseaux des parois, — ou bien il y aura décollement comme dans les cas de suppuration. Si la suppuration n'est pas abondante, on cherche à faire disparaître ce décollement par un ou deux points de suture tendant à obtenir une réunion par deuxième intention. Si la suppuration est plus considérable, on peut procéder de la même façon, mais à condition de mettre un drain qui assurera l'écoulement des liquides.

Nous ferons remarquer, en terminant ce chapitre, que, — en prenant toutes les précautions minutieuses que nous venons d'énumérer, — avec une perte de substances, même de un centimètre de longueur et de deux ou trois centimètres de largeur, le moignon est aussi régulier que s'il n'était survenu aucun accident. A part la perte de temps occasionnée par le sphacèle, tout se passe comme dans les cas simples.

CHAPITRE III

Des Résultats.

Suite de l'opération. — Etude du moignon. — Statistiques.

Nous allons actuellement étudier les suites de l'opération :

Hémorrhagie. — Les hémorrhagies peuvent être primitives ou secondaires.

Les hémorrhagies primitives sont excessivement rares. M. Tripier n'en a pas eu. Cette absence d'hémorrhagie tient à deux causes : nous avons fait déjà ressortir, dans le procédé opératoire, que les vaisseaux, dans les méthodes à lambeaux musculaires, étaient coupés obliquement en sifflet. Dans ces cas, la pince hémostatique cherche à saisir l'artère qui donne du sang : le vaissseau paraît pris entre le mors de la pince, et la ligature est posée sur la pointe du sifflet sans comprendre toute la lumière du vaisseau. Dans la méthode d'amputation que nous décrivons la section des muscles et des artères est franche : l'artère liée est bien oblitérée.

La façon dont M. le professeur Tripier fait l'hémostase met ses malades à l'abri des hémorrhagies. Il s'attache, comme nous l'avons déjà dit, à faire une hémostase complète, et on peut dire que ce chirurgien emploie quelquefois une demi-heure ou trois quarts d'heure à assurer son hémostase. Il ne ferme son moignon que lorsqu'il n'aperçoit plus le moindre jet.

M. Tripier aime à avoir l'hémostase complète en raison de l'infection possible. Comme on n'est jamais absolument sûr de ne point avoir infecté son malade pendant le cours de l'opération, il est utile de ne pas laisser du sang, du bouillon de culture dans le moignon. Contrairement aux auteurs qui recherchent la présence du sang dans les plaies cavitaires (Max Schede), M. Tripier voit de gros inconvénients à laisser des caillots entre les lambeaux du moignon.

Quant aux hémorrhagies secondaires, elles sont dues, d'après notre maître, à l'infection. Étant données les conditions dans lesquelles M. Tripier se met par une hémostase parfaite, étant donnés les soins antiseptiques rigoureux qu'il apporte dans la pratique de ses opérations, il n'a jamais observé d'hémorrhagies secondaires.

Inflammation. — L'inflammation du moignon est excessivement rare, à moins que le malade ait été infecté. Mais nous nous mettons à l'abri de l'infection par la pratique sévère de l'antisepsie.

Si nous n'étions à peu près sûrs de notre antisepsie, si nos blessés devaient suppurer, nous reconnaîtrions que les lambeaux musculaires sont supérieurs aux lambeaux cutanés : en effet, les lambeaux musculaires serviraient d'aliment à la suppuration, et le résultat de la suppuration d'un lambeau musculaire serait préférable au résultat de la suppuration d'un lambeau cutané.

Conicité. — Jamais, dans nos amputations, nous n'avons constaté de conicité du moignon. Ceci tient à la façon dont l'amputation a été pratiquée et à l'absence de phénomènes inflammatoires (suppuration).

En effet, la conicité peut être primitive : elle dépend, dans ce cas, de la façon dont l'amputation a été pratiquée et doit être mise sur le compte du chirurgien, ou bien il survient des phénomènes suppuratifs et la conicité s'établit secondairement. Ici, on peut encore mettre cet accident sur le compte du chirurgien, puisque le malade a été contagionné.

Cet accident (conicité du moignon), peut survenir dans tous les procédés, et, si dans l'espèce, on ne l'a pas avec des lambeaux cutanés, c'est parce que nous nous tenons toujours en garde contre l'inflammation et l'infection. Si nous savions, ai-je déjà dit, avoir des moignons infectés, nous préférerions les lambeaux musculaires aux lambeaux cutanés.

Si nous n'avons pas vu de moignons à lambeaux cutanés coniques, c'est que nous n'avons jamais vu nos moignons suppurer.

Névralgies du moignon. — Les phénomènes douloureux sont très rares, à moins qu'il y ait eu de l'inflammation. — Les névralgies de moignon ne se rencontrent pas, M. Tripier n'en a pas observé. Cet accident, pour ce chirurgien, doit être attribué à l'inflammation et à la suppuration. On sait qu'à l'état normal, un nerf sectionné se renfle, et forme ainsi le névrôme physiologique : ce névrôme n'est pas douloureux. Il faut de l'inflammation pour le rendre douloureux : ces névrômes peuvent aussi devenir douloureux chez les paludéens, les syphilitiques, les névropathes, — et encore, M. Tripier n'admet pas le développement de névralgie, en pareille circonstance, s'il n'y a pas une cause d'irritation locale.

Avant les nouvelles méthodes de pansement, on suivait le procédé de M. Verneuil, et malgré cette section nerveuse élevée, on avait des névrômes douloureux, c'est que l'inflammation pouvait remonter jusqu'au niveau de la section.

Si les hémorrhagies, l'inflammation, la conicité, les névrômes ne sont jamais survenus dans nos amputations, il est un accident pour ainsi dire propre à la méthode que nous décrivons sur lequel nous allons insister longuement. C'est la mortification du lambeau ou d'une portion du lambeau. Recherchons les causes de sa production :

Sphacèle : *Traumatisme.* — Chez un blessé, comme nous l'avons dit dans notre premier chapitre, il est difficile à la suite d'un traumatisme, de déterminer les limites de la lésion. Il arrive souvent que la peau que le chirurgien croit être saine, qu'il croit avoir été complètement à l'abri du traumatisme, est cependant lésée profondément. Rien n'est apparent, mais au lendemain de l'opération, on voit naître sur le lambeau, ou, le plus souvent, sur ses bords, un sphacèle plus ou moins étendu. C'est surtout à la suite de graves accidents (chemins de fer, tramways, boulet), que surviennent ces accidents imprévus.

L'amputation a été faite trop économiquement : Ce sphacèle peut être en forme de plaque, en forme de liseré bordant la surface de section du lambeau. Nous avons dit ce qui se passait dans ces cas : la plaque du sphacèle est plus ou moins étendue, et présente des inconvénients plus graves que le liseré. Nous n'avons pas eu l'occasion d'observer de larges plaques, mais nous savons qu'elles peuvent nuire à la réunion par première intention. — Le liseré que nous avons observé souvent est sans danger aucun : cependant il est plus ou moins prononcé et peut porter tantôt sur une partie du derme, tantôt sur tout le derme ; il ne nuit point à la réunion par première intention, il la retarde à peine, et c'est à peine s'il élargit la cicatrice. Ce liseré a été remarqué et signalé par tous les auteurs qui ont fait des amputations à lambeaux cutanés, et cependant aucun de ces auteurs n'a abandonné cette méthode à cause de cet inconvénient. Je ne citerai que Krasko (1), qui, sur 32 amputations de cuisse (procédé de Carden) pratiquées à la clinique de R. Von Volkmann, a vu survenir 12 fois ce liseré.

Bande d'Esmarch. — Ce liseré, nous venons de le voir est très fréquent, aussi est-il naturel que tous les auteurs qui font des amputations à lambeaux cutanés se soient préoccupés de son origine. La bande d'Esmarch a été accusée ; et, sans vouloir me prononcer, je dois dire qu'il peut y avoir quelque raison de l'accuser. Est-ce

(1) Krasko. *Centralblatt*, n° 35, 1880.

bien sans danger que l'on anémie ainsi un membre pendant un temps assez long? Je ne saurai démontrer que la bande hémostatique est le point de départ du sphacèle; mais personne ne niera qu'en pareille occurrence, il est juste de la soupçonner d'être une cause d'accident, quand son emploi est trop prolongé. — C'est pour cela que M. Tripier n'emploie cette méthode que lorsqu'il y est obligé.

Lieu de l'amputation — Il est des régions qui semblent plus disposées à l'apparition du sphacèle. Ainsi, dans les amputations de Carden (désarticulation du genou) on a vu, comme le démontrent les faits de Kraske, se produire souvent du sphacèle. Il en est de même à la partie moyenne de la jambe, et au tiers inférieur de la jambe : dans cette région, cet accident est, pour ainsi dire, la règle. Pourquoi s'obstiner si le sphacèle est à redouter, nous dira-t-on? Le sphacèle est généralement si minime, si inoffensif, si je puis m'exprimer ainsi, que nous ne nous en occupons pas : il ne retarde pas même, je l'ai dit, la réunion par première intention.

Modus faciendi. — Des fautes, en apparence légères, dans le *modus operandi* peuvent être la cause de ce liseré de sphacèle. En nous basant sur des considérations anatomiques, nous dirons que, pour écarter le sphacèle, il faudra éviter d'entamer le tissu graisseux lorsque nous taillerons nos lambeaux; nous aurons soin de tenir notre bistouri perpendiculaire afin de ne point tailler la peau obliquement, de ne point la dépouiller de son tissu cellulaire sous-cutané : nous irons jusqu'à l'aponévrose, en disséquant sur cette membrane, et en faisant nos efforts pour ne pas en prendre la moindre parcelle dans notre lambeau qui sera de la sorte purement cutané.

Pansements antiseptiques. — Sans discuter l'action des antiseptiques (action sur les vaso-moteurs de Gosselin et ses élèves), nous dirons que l'acide phénique a été plus particulièrement accusé. Aussi, comme je l'ai dit plus haut, M. le professeur Tripier use le moins possible des solutions phéniquées pour arroser ses lambeaux ; il substitue à ces solutions des solutions d'acide borique, qui sont certainement sans danger pour la vitalité des tissus.

Nous avons insisté sur ce sphacèle, car c'est un des accidents fréquents appartenant en propre à la méthode à lambeaux cutanés, mais, je le répète, cet accident est minime et apporte à peine un léger retard dans la marche de la guérison.

Ce léger accident est, pour ainsi dire, le seul qui suive une amputation à lambeaux cutanés pratiquée d'une façon absolument antiseptique.

La réunion par première intention sera-t-elle plus rapide que par les autres méthodes ? Je ne puis l'affirmer. Cependant, si l'on en croit Max Schede, il en serait ainsi : « Il n'y a pas de doute : dit cet auteur, cette mé-
« thode met les plaies dans des conditions favorables à
« la guérison rapide. On ne coupe plus obliquement les
« vaisseaux. Il n'y a plus là deux plaies musculaires,
« même une plaie osseuse et une plaie musculaire af-

« frontées : il y a simplement une plaie formée par l'en« veloppe cutanée, dont on connaît la grande tendance « à la plasticité. » (M. Schede — Pitha et Billroth — p. 90).

Etudions le moignon maintenant :

Le moignon est souple, élastique, à cicatrice linéaire, non saillante, non adhérente à l'os.

Tous les malades que nous avons eu l'occasion d'observer à la clinique du professeur Tripier avaient leur moignon dans les conditions que je viens d'énumérer. Je n'insiste pas sur la souplesse et l'élasticité du moignon. J'arrive à la cicatrice. Malgré la plaque de sphacèle que nous avons vu survenir, la cicatrice était non saillante et mobile. Le point où avait porté le sphacèle formait comme un petit diverticule sur la ligne cicatricielle, mais jamais nous n'avons vu une cicatrice devenir difforme, gênante ou même adhérente à cause de ce sphacèle. Je ne parlerai pas du liseré de sphacèle ; il ne laisse aucune trace apparente, même au moment où le malade quitte l'hôpital après son opération.

« La peau qui recouvre l'extrémité du moignon, dit « Soupart, — lorsque la réunion est immédiate, — est « souple et élastique ; la cicatrice est de côté ; l'enve« loppe cutanée est absolument dans les mêmes condi« tions que la peau qui, à l'état normal, recouvre l'olé« crâne, le genou, etc... »

La place qu'occupe la cicatrice est peu importante, ici, puisque notre cicatrice est linéaire ; comme un des lambeaux est plus grand, la cicatrice se trouve toujours reportée à la périphérie et ne gêne jamais pour prendre un point d'appui.

Par ce court exposé, nous avons montré que les hémorrhagies, l'inflammation, la conicité, les névrômes douloureux tenaient à l'infection.

Comme l'absence d'infection est la condition nécessaire de la réussite de nos lambeaux cutanés, nous n'aurons aucun de ces accidents.

Le sphacèle d'une portion du lambeau ou le liseré de sphacèle seront les seuls accidents, et, nous l'avons dit, non-seulement ces accidents n'empêchent pas la réunion immédiate, mais ils ne déforment pas la cicatrice. Ils ne feront que retarder la guérison.

Nous avons eu l'occasion de revoir plusieurs malades à certaine distance de l'opération, les uns trois ou quatre mois après l'amputation, un autre quatre ans après. Les résultats heureux que nous avons constatés à la sortie de l'hôpital étaient plus appréciables encore après ce laps de temps : les moignons que nous avons pu revoir étaient des moignons parfaits.

Statistiques. — Il serait intéressant de faire ici une large part à la statistique, et de comparer les résultats de nos méthodes classiques et des amputations à lambeaux cutanés. Nous essayerons de le faire ; mais auparavant faisons un peu de statistique générale.

Benjamin Bell disait (1) : « Avant l'invention du tourniquet, l'amputation était si hasardeuse que peu de chirurgiens s'aventuraient à la faire : même longtemps après l'introduction de cet instrument le danger qui accompagnait l'amputation était si grand qu'il mourait

(1) Benjamin Bell. *System of surgery*. Vol. VII, p. 251. Edimbourg, 1801.

plus de la moitié de ceux qui avaient le courage de s'y soumettre. »

Les chiffres, tirés de l'article de M. C. Poinsot, que nous avons donnés dans notre introduction, sont plus encourageants que les paroles de Benjamin Bell, cependant ils ne sont pas encore bien rassurants.

La mortalité de l'ensemble des amputations était de 32,4 pour cent sous les anciennes méthodes de pansement.

Je vais emprunter encore à l'excellent article de M. C. Poinsot le résumé des statistiques d'amputations pratiquées sous la méthode antiseptique.

« 1° La mortalité des amputations considérée indépendamment de la lésion qui provoque l'intervention est de 18 pour cent ; — l'avantage sur les méthodes anciennes est de 14,4 pour cent.

2° La mortalité des amputations traumatiques est de 28,8 pour cent, ce qui constitue un avantage de 10,3 pour cent.

« 3° La mortalité des amputations pathologiques est de 14,7 pour cent, ce qui donne un avantage de 15,7 pour cent.

« 4° Les accidents infectieux pris en bloc entraînent une mortalité formant 4,3 pour cent de l'ensemble des faits, soit un avantage de 6,5 pour cent — et 23,0 pour cent de la mortalité totale, soit un avantage de 11,2 pour cent.

« 5° Les accidents infectieux imputables exclusivement à l'opération entraînent une mortalité formant 1/2 pour cent de l'ensemble des faits, soit un avantage de 8,4 pour cent — et 8 pour cent des morts, — soit un avantage de 24,2 pour cent.

« 6° La réunion immédiate est obtenue dans 48 pour cent des faits.

« 7° L'apyrexie totale a été observée dans la moitié des cas fournissant des indications thermométriques, et dans un cinquième de l'ensemble des faits. »

La moyenne de la mortalité actuelle est donc, d'après M. C. Poinsot, de 18 pour cent ; elle était autrefois de 32,4 pour cent. La différence en faveur de la méthode antiseptique est donc de 14 pour cent.

Nous allons donner quelques statistiques particulières :

A la Société de chirurgie (1), en 1870, MM. Ledentu et Guyon ont présenté des statistiques personnelles.

M. Ledentu, sur 17 amputations a eu 5 morts = 29,61 pour cent.

M. Guyon, sur 8 amputations a eu 8 guérisons.

M. Trélat (2) a fait en 6 ans 1/2, 52 grandes amputations :

A l'hôpital Necker, en 4 ans, 27 amputations. Il a eu 7 morts = 25,8 pour cent ;

A la Charité, en 2 ans 1/2, 25 amputations. Il a eu 1 mort = 4 pour cent.

Ces statistiques particulières font honneur aux chirurgiens qui ont pratiqué ces amputations : les statistiques des chirurgiens qui font des lambeaux cutanés ne sont pas moins remarquables.

(1) *Bulletin de la Société de chirurgie*, 1870.
(2) Trélat. *Bulletin médical*, 1887.

E. Weibel, dans un travail de statistique, fait à la clinique de V. Bruns de Tubingue, rapporte 65 cas d'amputations à lambeaux cutanés.

40 amputés guérirent par première intention ;

23 amputés guérirent par seconde intention ;

2 moururent — d'anémie — après l'opération.

Oberst, dans un tableau de statistique fait à la clinique du professeur R. von Volkmann, nous apprend que sur 73 cas d'amputations traumatiques, il y a eu 66 guérisons et 7 morts = 10,5 pour cent ;

Sur 188 cas d'amputations pathologiques, il y a eu 181 guérisons et 7 morts = 3,7 pour cent.

Nous allons maintenant donner la statistique de M. le professeur L. Tripier. Nous divisons les amputations en traumatiques et en amputations pathologiques.

Les amputations traumatiques méritent d'être distinguées en deux catégories suivant que les cas observés sont ou non compliqués.

Il est évident que les conditions ne sont pas les mêmes dans un cas de traumatisme exigeant l'amputation par le fait seulement de traumatisme, et dans un cas de traumatisme compliqué d'infection. Si l'on opère un malade non infecté, ou dont l'infection est localisée, les chances de réussite seront, comme nous l'avons dit dans notre premier chapitre, bien supérieures aux chances que nous aurons de sauver un malade infecté totalement.

Les amputations pathologiques sont au nombre de 27.

Désarticulation du genou	1
Amputations du bras.	2

Amputations de l'avant-bras. 4
Amputations de la cuisse 11
Amputations de la jambe 0

Sur ces 27 amputations, il y a eu 2 morts.

Le premier cas est celui de C.... Jean, 38 ans. Ce malade était porteur d'une arthrite fougueuse du genou. M. le professeur Tripier ouvre ses abcès, fait le nettoyage des fongosités. A la suite de cette opération survient de la septicémie gangréneuse. L'amputation n'a pu arracher le malade à la mort. — Ce cas remonte à une époque où il y avait une véritable épidémie de gangrène gazeuse à l'Hôtel-Dieu de Lyon, ainsi qu'en témoignent différentes publications— Trifaut, *Revue de chirurgie*,— D. Mollière, etc.,) sur ce sujet. Depuis que M. Tripier a fait établir une étuve à huile pour le chauffage des instruments, cette complication ne s'est plus montrée dans aucun cas. — Les malades qui ont eu de la septicémie gangréneuse depuis cette époque, sont arrivés à la clinique ayant déjà les premiers symptômes de cette terrible complication.

Le second cas de mort est celui de Antoine C...., 33 ans, ostéomyélite des deux tibias, — l'amputation de la cuisse au tiers inférieur est pratiquée, après ligature préalable de la fémorale. Le malade meurt 4 heures après l'opération.

L'état général du sujet était, avant l'opération, très peu favorable. Citons l'observation : « L'état général du malade est très mauvais. On se décide à pratiquer l'amputation : l'opération devient urgente en raison des accidents d'infection ; on voit des fusées purulentes qui remontent jusque vers l'articulation du genou. »

Le malade était infecté depuis longtemps, de plus il était porteur de graves lésions des deux côtés, et c'est l'invasion de l'articulation qui a décidé M. L. Tripier à tenter une intervention *in extremis*.

En résumé, si on laisse de côté le cas de gangrène gazeuse qui ne doit plus se reproduire à la clinique dans les conditions actuelles, il reste le deuxième cas dans lequel on peut discuter l'opportunité de l'amputation. Le malade était infecté depuis longtemps, et était porteur de lésions multiples : ce sont là des contre-indications à l'amputation. Cependant, la lésion du côté moins malade paraissait limitée, et la brusque invasion de l'articulation du côté le plus malade, a décidé M. Tripier à intervenir. On pouvait, en effet, espérer que l'amputation supprimerait les accidents septiques nouveaux résultant de l'invasion de l'articulation. Il serait probablement plus sage, en pareil cas, de se contenter de larges débridements, de contre-ouvertures, de drainages, de façon à permettre les lavages antiseptiques.

Les amputations traumatiques sont au nombre de 12.

Les cas non compliqués au nombre de 4.

Désarticulation du coude	.....	1
Amputation du bras	....	1
— de l'avant-bras	....	2

Pas de mort.

Les cas compliqués sont au nombre de 8 :

Désarticulation de l'épaule	....	1
Amputation du bras	....	1
— de l'avant-bras	....	1
— de la cuisse	......	4
— de la jambe	......	1

Sur 8 cas — 1 guérison (amputation de l'avant-bras) et 7 morts.

Le malade auquel M. Tripier a pratiqué la désarticulation de l'épaule, est un homme âgé de 55 ans, qui a été culbuté par un cheval emporté. Le malade arrive à l'hôpital avec de la gangrène de la main et de l'avant-bras. La désarticulation de l'épaule est faite : le blessé était déjà infecté, et l'opération n'a pas suffi à arrêter la marche du processus, et la mort est survenue en quelques jours (1).

Dans le cas d'amputation du bras, il s'agissait d'un phlegmon du bras. Malgré l'amputation, les accidents ont continué et la mort est survenue bientôt après l'opération.

Dans les quatre cas d'amputations de cuisse, il s'agit de malades infectés que M. Tripier a dû opérer *in extremis* :

Dans un cas, il s'agit d'une fracture de jambe compliquée de plaie infectée ;

Dans un autre cas, il s'agit d'éléphantiasis de la jambe droite avec plaies infectées ;

Dans deux autres cas, nous sommes en présence de fractures compliquées produites par écrasement, arrivées à l'hôpital avec des phénomènes de septicémie gangréneuse.

L'amputation de jambe qui a été suivie de mort avait été pratiquée aussi pour un cas de fracture compliquée de plaie chez un blessé présentant déjà des phénomènes de gangrène gazeuse.

(1) L'observation de ce malade a été présentée par M. Tripier au congrès de chirurgie 1886.

Après ces explications données, il est facile de voir que la mort est survenue dans ces cas extrêmes, à la limite des cas opérables, par le fait de la continuation de l'infection qui existait avant l'opération.

Aucun de ces malades n'a été infecté par le chirurgien : ils étaient empoisonnés, si je puis m'exprimer ainsi, et la suppression du point de départ de l'infection n'a pas pu enrayer les progrès du mal et arrêter l'infection.

Il serait très intéressant de pouvoir mettre en regard de ces faits d'autres cas très nombreux dans lesquels les malades ont guéri sans amputation. Dans ces cas, les malades — dont le traumatisme était très grave à la main, au pied, avec mortification d'un ou plusieurs doigts ou orteils, avec lambeaux de peau ou de muscles mortifiés — ont dû subir des opérations secondaires, correctrices. Dans d'autres cas, les malades sont arrivés infectés à la clinique ; alors l'antisepsie, pratiquée avec la rigueur que l'on sait, a permis de sauver les malades.

C'est en comparant ces faits que l'on pourrait voir nettement la justesse de la distinction que nous avons établie au début de ce travail, entre les cas où l'infection est locale et ceux où elle est générale.

Ce qu'il y a de certain, c'est que dans les cas d'infection locale, sous l'influence de larges débridements, de contre-ouvertures, de lavages répétés souvent, on peut arrêter la marche du processus, et — malgré les pertes de substance qui en résultent, malgré les troubles consécutifs à ces inflammations profondes, malgré les opérations qu'elles ont nécessité, on a pu conserver de nombreux membres à des malades.

Si, malgré l'emploi de ces divers moyens, l'état général ne s'est pas modifié, les malades sont presque fatalement voués à la mort, et c'est dans ces cas qu'il faut se demander si l'amputation qui semble toujours indiquée n'est peut-être pas plus nuisible qu'utile. — Il est évident qu'on ajoute un traumatisme, une cause de débilitation, à celles qui existent déjà ; sans diminuer ou changer en rien les conditions de l'infection du sang : il s'agit là, comme nous l'avons dit, d'une question de dosage.

Pour conclure, nous dirons que, dans le cas de traumatisme, il faut faire de la prophylaxie : autrement dit, en présence d'une plaie, quelle que soit sa gravité, on doit toujours désinfecter soigneusement le malade : si on croit à l'infection, on doit exagérer encore ces précautions et user de tous les moyens pour faire une ANTISEPSIE aussi complète que possible; si l'événement démontre plus tard, qu'il y a eu infection véritable, on aura peut-être sauvé ainsi son malade; s'il n'y a pas eu d'infection, ces moyens de prudence n'auront fait que retarder un peu la guérison.

Quant aux malades véritablement infectés, avec manifestations générales indiquant un état grave, nous avons dit combien il était difficile de trancher la question de l'opportunité d'une intervention. C'est sur l'antisepsie, et particulièrement ici, sur l'emploi de moyens généraux (stimulants, excitants, alcool, antiseptiques à l'intérieur) qu'il faudra compter.

Il est évident qu'en suivant cette sage pratique de notre maître, de n'amputer qu'*in extremis*, on arrive à sauver un grand nombre de membres que d'autres chirurgiens, même à l'époque actuelle, amputeraient. La question du *modus faciendi*, question tout entière propre au chirurgien qui opère, joue ici un grand rôle; et la conviction entrera difficilement dans l'esprit de ceux qui n'ont point vu ces cas de conservation auxquels nous faisons allusion.

Dans les cas pathologiques, si nous raisonnons d'après les faits que nous avons observés dans le service de notre maître, M. Léon Tripier, nous comparons, dans le cas de résistance suffisante de la part du malade, dans les cas de lésions localisées, l'amputation à l'ablation d'une tumeur. Par suite, si cette opération est faite d'après les règles que nous avons formulées, on comprendra que la mortalité tombe à zéro.

Nous aurions voulu, à la fin de ce travail, indiquer les résultats définitifs des amputations à lambeaux cutanés; malheureusement, on sait qu'il est souvent difficile de retrouver les anciens malades; d'un autre côté, nous avons été pressé par le temps.

Nous espérons bien combler cette lacune dans un avenir prochain.

INDEX BIBLIOGRAPHIQUE

B. Maggius. — *De vulnerum sclopetorum et bombardarum curatione tractatus.* Bononiæ. 1552.

F. Ruysch. — *Responsio ad M. Reversport* dd. 10 Junii 1701. *In Mangati Bibliotheca chirurgica.* Genevæ, 1721.

J.-L. Petit. — *Traité des maladies chirurgicales et des opérations qui leur conviennent.* Paris, 1790.

Kirkland. — *On the state of surgery.*

H.-J. Brünninghausen. — *Erfarungen und Bemerkungen uber die Amputation.* Bamberg et Würzbourg, 1818.

B. von Beck. — *Zur statistik der Amputationem und Resectionem.* Archiv. f. Klinische Chirurgie. Berlin. 1864. Bd V.

Sédillot. — *Traité de médecine opératoire.*

Baudens. — *Gazette des hôpitaux.* 1818.

Carden. — *British medical journal.* 16 avril 1864.

V. von Bruns. — *Die amputationem der Gliedermassen durch Zirkelschnitt mit vorderem Hautlappen.* Tübingue, 1870.

Oberst. — *Die amputationem unter dem Einflusse der antiseptischen Behandlung.* Hans, 1881.

M. Schede. — *Allgemeines uber amputationem und exarticulationem. Handbuch der allg. und Spez. chirurgie,* von Pitha et Billroth. II. Bd. II. Abth. III. Lieferung, 1900.

H. Schmidt. — *Statistik sammtlicher in der chir.* Klinik in Tübinhen von 1843-1863 *vorgenommenem Amputationnem und resectionem.* Stuttgard, 1863.

Kraske. — *Uber die Carden'sche Amputation der Oberschenkels.* Centralblatt für chirurgie, 1880. N° 35.

Hüter. — *Deutsche Zeitschrift,* f. chirurgie. Bd. XII, p. 504.

Billroth. — *Bericht der chir. Klinik.* Wuir, 1871-76.

A. Wolfler. — *Die amputationem* an prof. Billroth's Klinik, 1877-1880.

Langenbeck. — *Berliner Klin. Wochenschrift.* 1870. N° 13.

Hyrtl. — *Uber das Verhalten der Blutgefasse in den fibrosen Geweben.* Œsterreichische Zeïtschr. f. praktische Heil-Kunde-Vjahrg. 1860.

GASKELL. — *Arbeiten anf der phys. Anstalt.* Leipzig, 1876. 17 ahrz.

SOYMANOWSKY. — *Die méthod. Gliedabnahme.* Deutsche Klinik. 1867. N° 3.

U. TRÉLAT. — Clinique. *Progrès médical,* 3 avril 1876. *Névralgie des moignons.*

FARABEUF. — *Traité de médecine opératoire.*

SOUPART. — *Nouveau mode et procédé opératoire pour l'amputation des membres.* Bruxelles, 1847.

M. JEANNEL. — Art. *Fièvre traumatique, in Encycl. intern. de chirurgie.* 1883.

A. GUÉRIN. — Art. *Amputations.* Dre Jaccoud.

A. GUÉRIN. — Art. *Infection purulente.* Dre Jaccoud.

J. CHAUVEL. — Art. *Septicémie.* Dre Encyclopéd. 1880.

LEGOUEST. — Art. *Amputation.* Dre Dechambre.

CH. NÉLATON. — Thèse d'agrégation, 1883.

CH. LEROUX. — *Des amputations et des résections chez les phthisiques.*

OLLIER. — *Traité des résections.*

VERNEUIL. — *Discussion.* Société de chirurgie. Séance 1er fév. 1883.

TRÉLAT. — *Discussion.* Société de chirurgie, 1883.

RECLUS. — *Clinique et critique chirurgicale,* 1883.

CHARVOT. — *Revue de clinique,* 1884.

A. DEMARS. — *Étude sur la tuberculose.*

S. ARLOING. — *Lyon médical,* 1884.

COURBOULÈS. — *Thèses de Lyon,* 1883.

R. V. VOLKMANN. — *Die Behandlung der complic frakturen.* Sammlung Klin. Vortrage. Nos 117-118.

KÖNIG. — *Die méthode des Antisept. Verfahrens bei infectiosen Eiterungen und septischen Wunden.* Deutsche Zeitschrift f. Chir. Bd. X.

TIZZONI. — *Rivista clinica di Bologna,* 1874. N° 6.

M. SCHEDE. — *Uber partielle Fuss amputationem.* Volkmann's Sammlung. Nos 72-73.

P. BRUNS. — *Die temporare ligatur der arterien.* Deutsche Zeitschrift fur chirurgie. Bd. V., p. 387.

CRUVEILHIER. — *Névromes. Traité d'anatomie pathol. générale.* T. III. 1856.

U. TRÉLAT. — *Bulletin médical.* 8 Juin 1887.

VERNEUIL. — *Mémoires de chirurgie.*

VERDALLE. — *Anat. path. des moignons.* Thèse de Paris, 1872.

G. POINSOT. — *Étude statistique sur la méthode de Lister. Résultats fournis par cette méthode dans la pratique des amputations.* Encycl. internat. de chirurgie.

Lyon. — Impr. J. GALLET, rue de la Poulaillerie, 2.

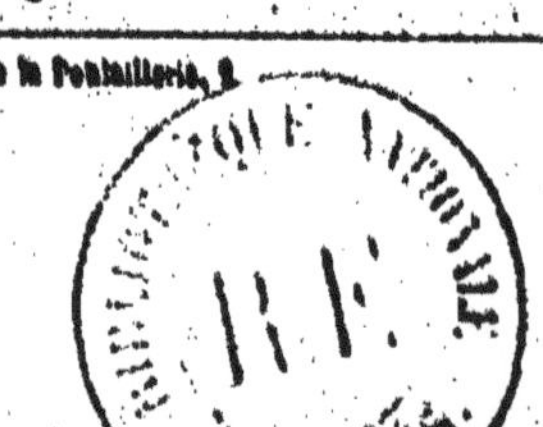

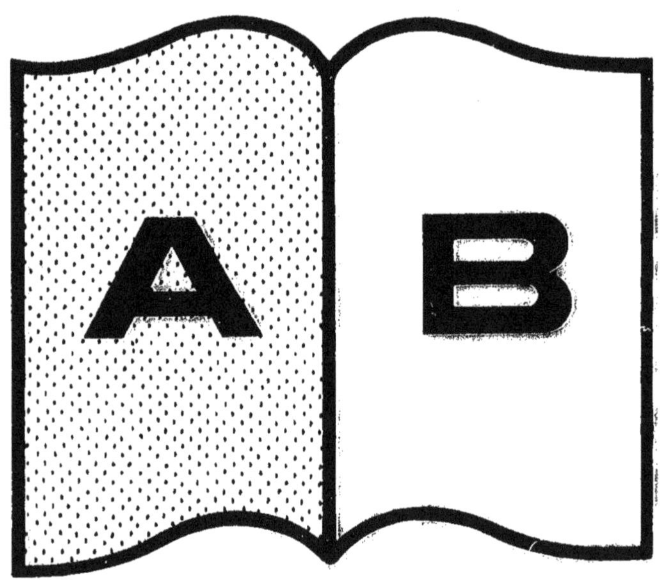

Contraste insuffisant

NF Z 43-120-14

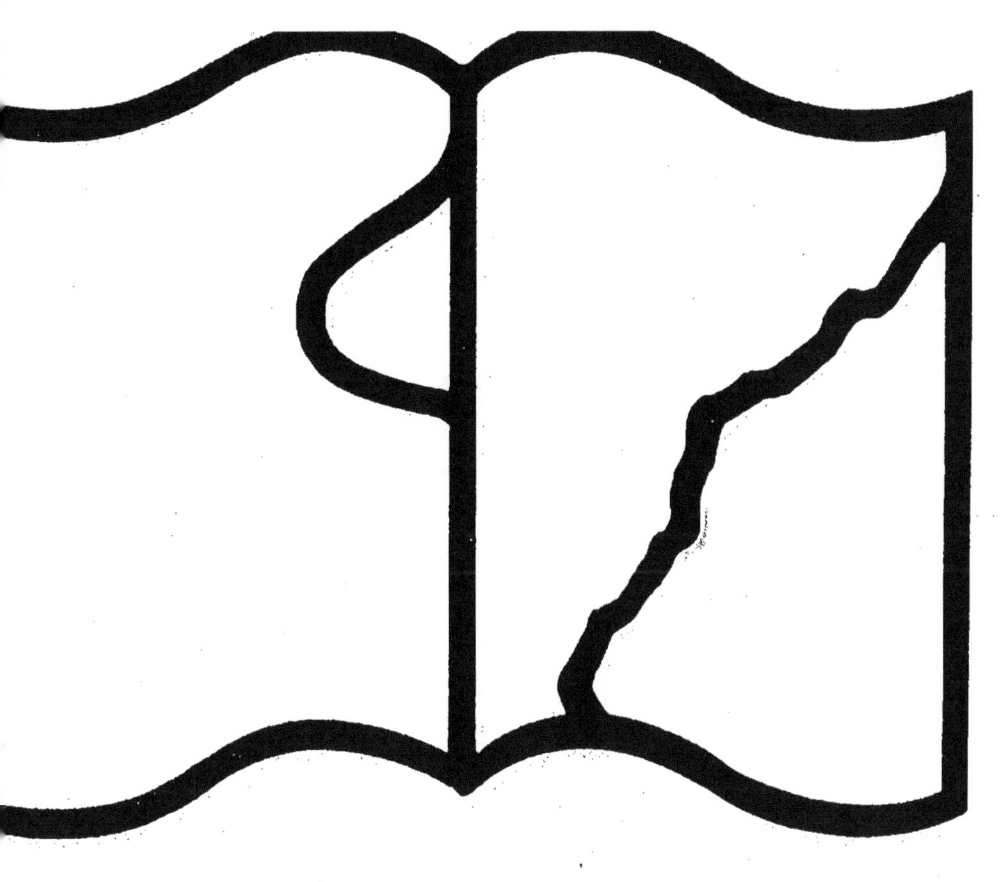

Texte détérioré — reliure défectueuse

NF Z 43-120-11

www.ingramcontent.com/pod-product-compliance
Ingram Content Group UK Ltd.
Pitfield, Milton Keynes, MK11 3LW, UK
UKHW031051260726
13965UKWH00006B/1336